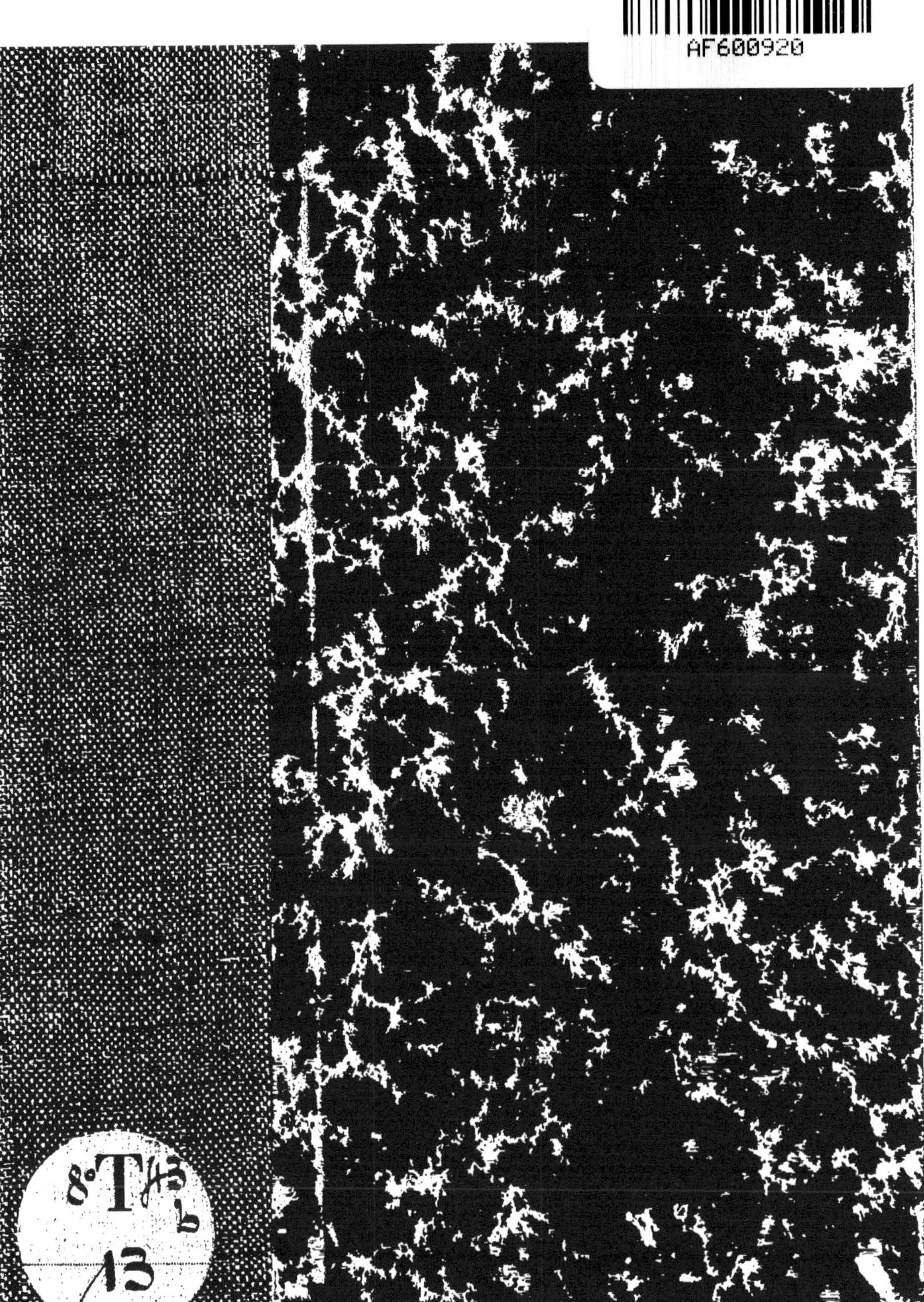

[illegible], 1964

MÉMOIRE

SUR LE

MOUVEMENT ORGANIQUE

DANS SES RAPPORTS

AVEC LA NUTRITION

PAR

LE Dr JULES-ROBERT MAYER

(DE HEILBRONN)

Traduit de l'allemand

ET SUIVI D'UNE NOTE SUR L'UNITÉ DES FORCES ET LA DÉFINITION DE L'ÉLECTRICITÉ

Par Louis PÉRARD

INGÉNIEUR HONORAIRE DES MINES, PROFESSEUR DE PHYSIQUE
A L'UNIVERSITÉ DE LIÉGE, ETC.

PARIS

LIBRAIRIE DE G. MASSON

Libraire de l'Académie de médecine

PLACE DE L'ÉCOLE-DE-MÉDECINE

MDCCCLXXII

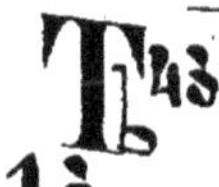

MÉMOIRE

SUR LE

MOUVEMENT ORGANIQUE

Corbeil. — Typ. et stér. de Crété fils.

MÉMOIRE

SUR LE

MOUVEMENT ORGANIQUE

DANS SES RAPPORTS

AVEC LA NUTRITION

PAR

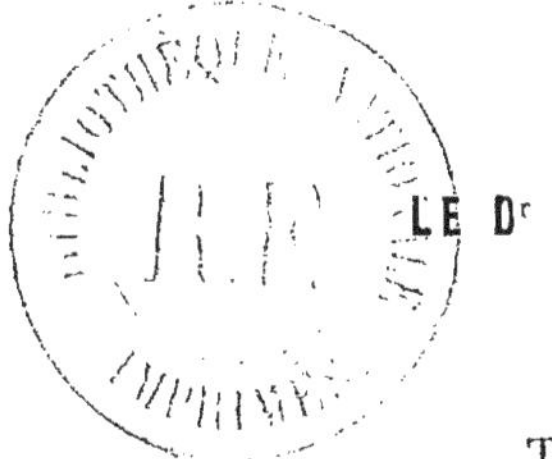

LE Dr JULES-ROBERT MAYER

(DE HEILBRONN)

Traduit de l'allemand

ET SUIVI D'UNE NOTE SUR L'UNITÉ DES FORCES ET LA DÉFINITION DE L'ÉLECTRICITÉ

Par Louis PÉRARD

INGÉNIEUR HONORAIRE DES MINES, PROFESSEUR DE PHYSIQUE
A L'UNIVERSITÉ DE LIÉGE, ETC.

PARIS

LIBRAIRIE DE G. MASSON

Libraire de l'Académie de médecine

PLACE DE L'ÉCOLE-DE-MÉDECINE

MDCCCLXXII

PRÉFACE

Le docteur Mayer, de Heilbronn, est le premier qui ait énoncé d'une façon nette et indépendante de toute hypothèse, le principe de l'Équivalence entre la chaleur et le travail mécanique. On ne peut nier qu'avant lui existait déjà le pressentiment de ce principe : Boyle et Rumford avaient remarqué la corrélation qui existe entre la destruction du travail et la production de la chaleur; Herschell attribuait à la chaleur du soleil, la force des animaux, et celle des engins construits par l'industrie ; Fresnel eut le temps, pendant sa courte vie, d'admettre la transformation des rayons lumineux absorbés, en rayons calorifiques; et Liebig ne fit que reproduire et étendre cette idée, en disant que la chaleur, le magnétisme, l'électricité, etc., se substituent dans des rapports définis analogues à ceux des équivalents chimiques. Carnot cependant serait arrivé à la vérité complète, s'il n'avait été égaré par l'illusion de l'indestructibilité de la chaleur.

Ces idées, bien qu'appuyées, pour la plupart, sur des observations qui ne soulevaient aucun doute, n'étaient encore présentées par ces profonds devineurs que comme une opinion, et nullement avec ce caractère de précision dogmatique que nous les voyons revêtir dans la première note de Mayer : « Remarques sur les forces de la nature inorganique (1). »

Dans un de ses derniers opuscules, « Remarques sur l'équivalent mécanique de la chaleur, » il nous apprend que cette première note était seulement destinée à prendre date et à lui assurer la propriété de son idée, qui demandait quelque temps pour être développée. A dater de cette publication, ce n'est plus une opinion, c'est une loi physique qui appelle sans délai l'attention des savants ; c'est une doctrine nouvelle qui invoque le témoignage de l'observation et de l'expérience ; qui réclame un jugement définitif fondé sur la preuve des faits numériquement appréciés.

Joule fut l'heureux témoin qui bannit tous les doutes ; depuis longtemps, avec une patiente ardeur, il travaillait de son côté à étendre le principe des proportions définies à la substitution des forces. L'époque (août 1843) où il révéla ses résultats est assez approchée de la date du premier travail de Mayer (1842), pour prouver que ses méditations avaient devancé la connaissance de cet ouvrage ; elle en est assez éloignée, d'un autre côté, pour prouver qu'il tenait, avant tout, à n'employer que des arguments irréfutables.

Dans le premier mémoire que nous venons de citer, le docteur Mayer expose les points principaux de sa théorie, fondée sur l'égalité quantitative des causes et de leurs effets. Il indique la marche à suivre pour trouver l'équivalent mécanique de la chaleur, mais

(1) *Ann. de Chimie et de Pharmacie.* T. XLII. 1842.

sans en faire aucune application ; toutefois il établit les bases du principe de l'indestructibilité de la force et de ses métamorphoses.

« Si ce premier mémoire était resté seul, dit « M. Tyndall, les services rendus par Mayer à la « théorie mécanique de la chaleur, auraient été bien « moindres qu'ils ne le sont réellement ; mais en « 1845 il publia son mémoire sur *le Mouvement or-* « *ganique* qui, à part quelques passages isolés, est « une œuvre d'un mérite extraordinaire. Ce premier « essai fut suivi, en 1848, d'un second sur la « *Dynamique céleste*, dans lequel Mayer développait « la théorie de l'alimentation météorique du soleil, « avec une hardiesse, une sagacité remarquables. « Somme toute, Mayer a des droits incontestables à « prendre place, comme homme d'un vrai génie, « au premier rang des fondateurs de la théorie mé- « canique de la chaleur (1). »

Suivant Verdet : « Les idées introduites pour la « première fois dans la science en 1845, par Jules- « Robert Mayer (dans sa brochure intitulée *le* « *Mouvement organique et la Nutrition*), font faire à « la physiologie générale un progrès assurément « égal au progrès qui est résulté, vers la fin du siè- « cle dernier, des découvertes de Lavoisier et de « Sennebier, sur la respiration. Elles ne sont pas « d'ailleurs demeurées à l'état de pure théorie, et « deux séries distinctes d'expériences les ont déjà con- « firmées de la manière la plus remarquable (2). »

(1) Tyndall, *la Chaleur considérée comme mode de mouvement.* Traduction de Moigno. Paris, 1864, p. 70.

(2) Œuvres de Verdet. Paris, V. Masson, 1868. T. VII, p. LXXXV.

Ainsi, malgré les écarts qui peuvent exister aujourd'hui entre les nouvelles connaissances physiologiques et certaines propositions énoncées dans cet ouvrage, le point principal reste acquis : la quantité de chaleur totale fournie par le corps, tant immédiatement qu'indirectement (par voie mécanique, par exemple), est dans un rapport constant avec la quantité de chaleur due à la combustion physiologique.

C'est surtout la valeur historique incontestable, et universellement reconnue, de l'œuvre principale de Mayer, qui m'a engagé à en publier la traduction (1). Elle était prête à paraître au mois de juillet 1870 : sera-t-elle reçue aujourd'hui avec le même empressement que celle de Helmholtz, son aînée ? L'insuffisance du traducteur était alors comme maintenant une grande difficulté ; mais l'indulgence du monde savant a bien voulu la diminuer. Tandis qu'aujourd'hui, je le crains fort du moins, le fatal retard de cette publication peut ajouter à mes propres défauts des complications non moins difficiles à conjurer. Puissent les jugements que je viens de citer, prononcés par des autorités illustres, me prêter un appui salutaire, et me faire obtenir pour ma nouvelle tentative la même bienveillance que pour la première !

Liége, novembre 1871.

(1) *Mémoire sur la conservation de la force.* Paris, V. Masson, 1869.

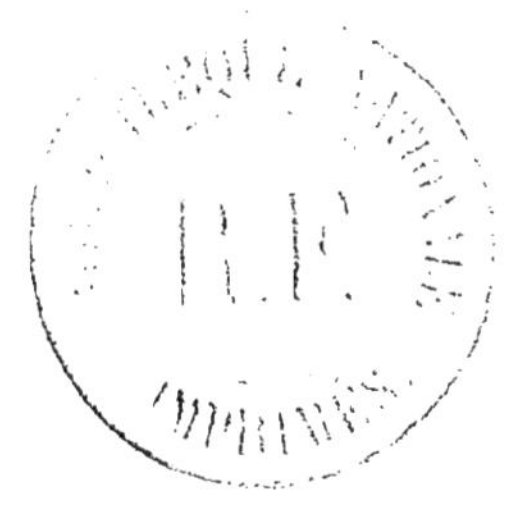

INTRODUCTION

Les mathématiques ont atteint un si haut degré de perfection dans ces derniers temps, et leurs résultats ont un tel caractère de certitude, qu'elles ont pris légitimement le premier rang parmi les sciences. Elles sont le commencement et la fin pour l'astronome, l'ingénieur, le marin; elles sont aujourd'hui l'instrument investigateur, par excellence, de la nature.

Les découvertes de GALILÉE, de NEWTON, de MARIOTTE, n'ont offert aucun aliment à la Biologie; il n'y a pas de formule pour représenter les lois de la vie, car la lettre tue, l'esprit seul vivifie.

L'abîme qui sépare la physique exacte de la physiologie, se montre surtout dans l'étude des mouvements qui ont leur source dans l'organisme, malgré les excellents travaux de *Schwann* et de *Valentin*. Une méthode qui tendrait à rapprocher ces deux sciences sous ce point de vue, serait précieuse pour le physiologiste.

Notre essai pourrait être considéré comme un retour vers les erreurs de l'ancienne manière d'étudier la nature, ou vers les fautes d'une philosophie moderne, si nous cherchions encore à bâtir un monde *à priori*. Mais il s'agit ici d'accorder entre eux d'innombrables phénomènes, et de les réunir tous dans un principe supérieur : ce principe soigneusement démontré et vérifié serait le fil d'Ariane qui nous guiderait ensuite dans le labyrinthe des détails.

Prenant pour point de départ les lois des phénomènes inorganiques, nous admettons comme vérifiées les données de la mécanique, sans nous enchaîner aux explications ni aux divisions que cette science a adoptées pour son propre usage.

La mécanique étudie les phénomènes naturels, en poussant les abstractions jusqu'aux dernières limites possibles : elle convertit en lignes et en nombres, et résout ses problèmes avec une netteté admirable. Mais arrivée aux limites de son domaine inorganique, elle cesse de chercher ; et cependant des phénomènes qu'elle regarde comme n'ayant pas de rapport entre eux, sont peut-être intimement liés dans la nature; de même qu'elle confond des idées et des objets qui n'ont en réalité rien de commun.

Les conceptions adoptées par la mécanique, et appropriées à son usage spécial, sont aussi admises par d'autres sciences, mais avec des significations beaucoup plus étendues. Ainsi le géomètre définit un corps dans les termes suivants :

« Sans préjudice pour les physiciens, les zoologis-
« tes, les psychologues, etc., nous considérons un

« corps comme un espace limité par trois dimen-
« sions. »

Le mécanicien qui se représente la naissance, les variations et la cessation du mouvement comme les effets d'une *pression*, désigne celle-ci sous le nom abstrait de *force :* la *pesanteur* ou la pression exercée par une masse, est une force.

Dans d'autres sciences, sans se renfermer dans l'abstraction qui identifie la force à la pression, on regarde la pesanteur comme un type auquel on rapporte les autres forces : de là une confusion qui s'introduit artificiellement dans les définitions des mots *Propriété*, *force*, *cause*, *effet*, etc., et qui devient un obstacle à la composition de l'édifice de nos connaissances.

Avant de chercher les lois des phénomènes physiologiques, il convient de poser nettement la signification du mot *force*, et d'exposer l'ensemble des phénomènes inorganiques qui dépendent de cette conception.

Dans cet exposé l'auteur s'est servi des méthodes les plus élémentaires, pour résoudre les questions de physique et de mécanique dont la connaissance exacte est indispensable à l'intelligence de certains détails.

Puissent les physiciens, pour qui le calcul est un moyen et non le but de leurs études, ne pas refuser un examen sérieux à cette partie de l'écrit.

LE

MOUVEMENT ORGANIQUE

DANS SES RAPPORTS

AVEC LA NUTRITION

Pour mettre en mouvement une masse actuellement en repos, il est nécessaire d'y appliquer une FORCE. Aucun mouvement ne naît par lui-même ; il provient d'une cause, la force.

Ex nihilo nil fit.

On nomme *force* tout ce qui peut être converti en mouvement.

La force, considérée comme source de mouvement est un objet *indestructible.* Il n'y a pas d'effet sans cause, et il n'y a pas de cause qui cesse d'exister sans léguer un effet équivalent.

Ex nihilo nil fit. Nil fit ad nihilum.

L'effet est égal à la cause. L'effet de la force est encore une force.

L'invariabilité *quantitative* de tout ce qui existe est une loi supérieure de la nature, qui se vérifie pour la force aussi bien que pour la matière.

La chimie nous fait connaître les changements *qualitatifs* que subissent les substances données et placées dans diverses circonstances ; chaque cas particulier démontre que dans les phénomènes chimiques la *forme* seule, et non la *quantité* de matière, a varié.

Ce que la chimie a démontré relativement à la substance, la physique doit l'établir à l'égard de la force.

L'unique but de la physique est d'étudier les différentes *formes de la force*, et les conditions de ses *métamorphoses ;* car la *création*, aussi bien que l'*anéantissement* d'une force, est au-dessus des facultés humaines.

L'avenir nous réserve-t-il le pouvoir de transformer les nombreuses substances les unes dans les autres, de les réduire à un petit nombre d'éléments ou à une seule matière génératrice ? cela est bien douteux. Mais il n'en est pas de même des causes du mouvement : on peut démontrer *à priori*, et l'expérience ne cesse de confirmer, que les différentes forces se transforment les unes dans les autres.

Il n'y a en réalité qu'une seule force.

Cette force circule par un échange perpétuel, dans la nature morte aussi bien que dans la nature vivante. Dans l'un et l'autre domaine, point de phénomène sans transformation de force !

I

Le *mouvement* est une force. Dans l'énumération des forces, le mouvement réclame la première place.

De même que la chaleur échauffe, le mouvement meut.

Si une masse qui se meut en rencontre une autre en repos, celle-ci se meut à son tour, tandis que l'autre perd une partie de son mouvement.

On sait ce qui a lieu sur un billard : quand la bille blanche frappe la rouge, dans une direction centrale, la blanche s'arrête, et la rouge part avec la vitesse qu'avait la blanche. Le mouvement de celle-ci est-il détruit ? Non, on le retrouve tout entier dans la seconde : il n'y a eu qu'un échange. La dépense est égale au produit, et réciproquement.

Le mouvement de la bille blanche est une force.

Le mouvement de la bille rouge est un effet égal à sa cause, et il est à son tour une cause.

La bille de billard peut, par une seule impulsion, mettre en mouvement un grand nombre d'autres billes, et conserver encore une certaine vitesse. Mais la *valeur* de la force, ou, comme on dit : *la force vive du mouvement*, reste constante avant comme après l'impulsion.

II

Une masse en repos, abandonnée à elle-même à une distance quelconque du sol, se met immédiatement en mouvement, et atteint la terre avec une vitesse que l'on peut calculer.

Le mouvement de cette masse ne peut avoir été engendré sans une *dépense* de force. Quelle est cette force génératrice ?

En ne considérant que les faits purs et simples, on trouve aisément que l'*élévation du poids* est la cause de son mouvement. Un poids quelconque était au repos à 5 mètres du sol ; par sa chute, il a atteint une vitesse d'environ 10 mètres par seconde ; on a *dépensé* l'élévation, et l'on a *engendré* le mouvement de ce poids.

Ainsi L'ÉLÉVATION D'UN POIDS EST UNE CAUSE DE MOUVEMENT, OU UNE FORCE.

Cette force produit le mouvement de chute : nous la nommerons FORCE DE CHUTE (1).

(1) J'ai rendu le mot *Fallkraft* par « force de chute » : par la note de la page 9 on voit que cette expression désigne un travail disponible, c'est-à-dire, d'après la terminologie adoptée aujourd'hui, *une énergie potentielle*. J'aurais choisi cette expression, si je n'avais craint, dans cette traduction, de commettre un anachronisme. M. Berruti, de Turin, a traduit *Fallkraft* par *forza di caduta* ; et M. J. Bertrand, dans un article publié récemment dans le *Journal des Savants* (Renaissance de la physique cartésienne) a employé aussi le mot « force de chute » : cette traduction littérale me paraît plus conforme à la pensée de l'auteur, pour qui toute force est un travail. L. P.

Suivant la loi de l'inertie, une masse en mouvement sur un plan horizontal et animée d'une certaine vitesse, conserve ce mouvement sans variation.

Mais cette même masse animée de la même vitesse verticale s'arrête après un certain temps. Ainsi une masse quelconque, qui s'élève avec une vitesse initiale de 10 mètres par seconde, s'arrête au bout d'une seconde à la hauteur de 5 mètres.

La force qui a élevé ce poids est un mouvement ; ce qui avait été d'abord un effet est maintenant une cause, et *vice versâ*, la cause est devenue à son tour un effet.

De même que la force de chute s'est transformée en mouvement, le mouvement est devenu force de chute.

La FORCE DE CHUTE a pour mesure le produit du poids par la hauteur ; la mesure du MOUVEMENT est le produit de la masse par le carré de la vitesse (1).

(1) D'après la grande loi newtonienne, la force de chute est directement proportionnelle aux masses qui s'attirent et au chemin parcouru, et inversement proportionnelle à leur distance initiale et à leur distance finale. Soient A et B deux masses au repos à une distance h ; c et c' les vitesses que ces masses acquièrent par la diminution de la distance h à h' ; on aura

$$Ac^2 + Bc'^2 = \frac{AB\ (h - h')}{hh'}.$$

Si P représente le poids dont la masse est A, et B la masse de la terre, alors le chemin parcouru $h - h'$ est infiniment petit relativement au rayon terrestre h' ; l'équation ci-dessus se réduit à

$$Ac^2 = P\ (h - h') \quad \text{ou} \quad Ag\ (h - h').$$

Ces deux forces sont désignées sous le nom collectif d'EFFET MÉCANIQUE.

Quand la force de chute est transformée en mouvement, ou bien quand le mouvement est devenu force de chute, la quantité de force ou l'effet mécanique reste invariable.

Cette loi, qui n'est qu'un corollaire du principe de l'indestructibilité de la force, est connue en mécanique sous le nom de principe de la conservation des forces vives.

Elle est démontrée dans la chute libre des corps, dans la chute assujettie à des trajectoires déterminées, dans les oscillations du pendule et dans les mouvements des astres.

III

Pendant des siècles, pour mettre en mouvement des masses immobiles, sans le secours de la nature organique, l'homme n'avait à sa disposition que certains effets mécaniques, par exemple le mouvement de l'air et la chute de l'eau.

A ces forces de l'ancien monde, notre siècle en a ajouté une troisième, dont les effets ne cessent d'exciter l'admiration, c'est la CHALEUR.

En d'autres termes, le produit de la masse par le carré de sa vitesse, est au produit de la masse par le chemin parcouru, *comme la cause est à l'effet* : l'un des membres de cette équation représente la CAUSE; l'autre, L'EFFET; chacun représente une FORCE.

LA CHALEUR EST UNE FORCE : *elle se transforme en effet mécanique* (1).

Supposons que l'on veuille imprimer à une masse de 50,000 kilogr., un convoi par exemple, une vitesse de 10 mètres par seconde.

On y parviendra par une dépense convenable de mouvement déjà existant, ou bien par une dépense de force de chute, en donnant par exemple une pente au chemin.

Or le convoi est ordinairement mis et maintenu en mouvement sans dépense de force de chute, malgré le frottement.

Supposons qu'une pente de $\frac{1}{150}$ suffise pour annuler le frottement; une vitesse de 10 mètres suffira pour élever le poids à 240 mètres au bout d'une heure, ce qui correspond à un travail de 45 chevaux environ. Cette grande quantité de mouvement suppose une quantité tout aussi grande de force dépensée. La force qui agit dans la locomotive, c'est la CHALEUR.

La dépense de chaleur, ou bien la transformation de la chaleur en mouvement, repose sur ce fait, que

(1) C'est là l'expression d'un fait, et il ne s'agit pas d'explication. On dit de même qu'une certaine quantité de glace se transforme en une quantité équivalente d'eau : ce fait est vrai, indépendant des dissertations sur le *Comment* et le *Pourquoi*, et de spéculations frivoles sur la cause première de l'état d'agrégation. La vraie science se contente de connaissances réelles, et abandonne à la poésie et à une philosophie sophistique la recherche des éternelles énigmes, à l'aide de l'imagination.

la quantité de chaleur, absorbée par la vapeur, est supérieure à celle qui est restituée aux objets ambiants par la vapeur qui se condense. *La différence est la chaleur utilement dépensée ou transformée en effet mécanique.*

Une même quantité de combustible donne toujours la même quantité de chaleur, dans les mêmes circonstances; mais le charbon qui se consume sous la chaudière, *dégage moins de chaleur sensible quand la machine travaille que lorsqu'elle est en repos.*

La chaleur sensible se communique au milieu environnant et est perdue pour l'effet mécanique. L'appareil le plus parfait est celui dans lequel cette chaleur disséminée est la moindre possible. Les machines les plus estimées donnent, entre la chaleur totale dégagée par la combustion et la chaleur sensible, une différence d'environ 5 pour 100, c'est-à-dire que 100 kilogr. de houille, dans ces machines, ne dégagent pas plus de chaleur sensible que 95 kilogr. de houille consumées sans travail.

Pour démontrer cette proposition importante, il est nécessaire de considérer la manière dont se comportent les gaz, quand on les soumet à la chaleur ou à une action mécanique.

Gay-Lussac a constaté qu'un fluide élastique, qui passe d'un ballon dans un autre d'égale capacité, et préalablement vide, refroidit le premier et échauffe le second exactement du même nombre de degrés.

Cette expérience d'une si remarquable simplicité,

répétée et confirmée par plusieurs autres physiciens, démontre que le volume d'une masse donnée d'un fluide élastique peut être dilaté considérablement sans qu'il en résulte un abaissement ou une élévation de température ; c'est-à-dire que la dilatation propre du gaz n'exige aucune dépense de chaleur.

On a aussi observé que si un gaz se dilate *sous une pression*, il subit un *abaissement de température*.

Ainsi un centimètre cube d'air à la température de 0° et sous une pression de 760 millimètres de mercure, étant élevé à la température de 273° C. *sous volume constant*, exige une certaine quantité de chaleur x ; si ce gaz se répand dans un récipient vide, de même capacité que le sien, sa température de 273° C. sera conservée, et le milieu qui enveloppe les deux vases n'éprouvera aucun changement de température par suite de la dilatation du gaz.

Mais si ce même centimètre cube de gaz passe de la température de 0° à celle de 273° C., *non plus sous volume constant*, mais sous la pression constante de 760 millimètres de mercure, il faudra une quantité de chaleur plus considérable que dans le cas précédent : représentons cette quantité de chaleur par $x + y$.

En comparant ces deux phénomènes, on voit dans l'un et dans l'autre, le gaz s'échauffer depuis 0° jusqu'à 273° C, et son volume se doubler.

Dans le premier cas la dépense de chaleur est égale à x; dans le second cas elle est égale à $x + y$.

Dans le premier cas l'effet mécanique est nul ;

dans le second il est égal à un poids de $1^k,03$ élevé à un centimètre de hauteur.

Si l'air se refroidit dans les mêmes circonstances, il restitue une quantité de chaleur précisément égale à celle qu'il avait exigée auparavant, savoir : la quantité x en se refroidissant de 273° à 0° sans dépense d'effet mécanique (sans pression) ; — la quantité $x + y$ en se refroidissant sous l'effort d'une pression constante, dépensant une force égale à la chute de $1^k,03$ à un centimètre de hauteur.

Or c'est ainsi que se comporte la vapeur dans les machines : pendant qu'elle se dilate sous le piston, elle agit comme l'air sous pression constante, et exige pour s'échauffer et se dilater la quantité $x+y$ de chaleur ; quand elle s'échappe au contraire, elle se refroidit sans agir sur le piston, sans effet mécanique, ou du moins presque pas, et elle ne restitue qu'une quantité de chaleur égale à x.

A chaque course du piston correspond ainsi une perte de chaleur y ; en d'autres termes : LE TRAVAIL FOURNI PAR LA CHALEUR EST INSÉPARABLEMENT LIÉ A UNE CONSOMMATION DE CHALEUR (1).

(1) L'ascension et la chute alternatives du piston chargé n'exigerait par elles-mêmes ni force ni chaleur. Les plateaux chargés d'une balance jouent d'eux-mêmes lorsqu'ils sont mis en mouvement ; ils montrent comme le pendule des poids montants et descendants sans dépense de force. Mais si par un dispositif quelconque les bassins se vidaient en haut et se remplissaient en bas, on ne parviendrait à entretenir le mouvement

C'est à l'expérience à déterminer la quantité de chaleur nécessaire pour produire un effet mécanique donné.

Le poids total de combustible brûlé permet de calculer la quantité totale de chaleur consommée par une machine à vapeur ; si l'on en soustrait les pertes dues au rayonnement, à la conductibilité, au pouvoir refroidissant de l'air, etc., le reste est la portion *utilement consommée*, correspondante au travail recueilli. Mais comme on ne peut estimer avec une rigoureuse exactitude la quantité de chaleur inutilement dissipée, cette méthode ne donnera qu'un résultat approximatif.

Il est plus simple et plus précis de calculer la quantité de chaleur *latente* (1) absorbée par un gaz qui se dilate sous pression constante : c'est la quantité que nous avons désignée par y.

Le poids d'un mètre cube d'air atmosphérique à 0°, sous la pression normale est de 1k,3. Le calorique spécifique de l'air sous pression constante est 0,267 (celui de l'eau étant pris pour unité) (2).

qu'au moyen d'une dépense de force incessamment renouvelée; le produit est égal à la dépense.

Pour que la machine à vapeur donne un effet utile, il faut que le piston monte chargé et descende vide : alors il y a consommation de chaleur.

(1) Les termes « Chaleur qui devient *latente ou libre* » ont la même signification que, « *Chaleur dépensée ou produite* ». On pourrait dire aussi que le mouvement est *latent* quand le corps est élevé, et *libre* quand le corps tombe.

(2) Suivant de la Roche et Berard.

Donc l'échauffement d'un degré centigrade correspond à la quantité de chaleur :

$$x + y = 1^{k},3 \times 0,267 = 0^{cal},347.$$

D'après Dulong, le calorique spécifique de l'air sous volume constant est 1,421. Ainsi la quantité de chaleur

$$x = \frac{0,347}{1,421} = 0^{cal},244.$$

On aura donc

$$y = 0,347 - 0,244 = 0,103.$$

Or l'échauffement d'un degré centigrade correspond à une dilatation de $\frac{1}{273}$ du volume de l'air ; à l'aide de cette expansion, la colonne mercurielle de 760 millimètres, exerçant une pression de 10,333 kilogrammes sur un mètre carré de base, est soulevée de $\frac{1}{273}$ de centimètre : le travail effectué est donc $10,333^{k} \times \frac{1}{273} = 37^{km},85$.

Ce travail est l'équivalent de la quantité de chaleur représenté par $y = 0^{cal},103$. L'équivalent d'une calorie sera donc

$$\frac{37,7}{0,103} = 367 \text{ kilogrammètres.}$$

c'est-à-dire

367 kilogrammes élevés à la hauteur d'un mètre,

ou bien

1 kilogramme élevé à la hauteur de 367 mètres.

On obtiendrait le même résultat en soumettant au même calcul, au lieu de l'air atmosphérique, un autre gaz quelconque simple ou composé (1).

Le principe de l'*Équivalence de la chaleur et de l'effet mécanique* est indépendant de la nature du fluide élastique; celui-ci n'est qu'un intermédiaire, un véritable outil servant à transformer une force en une autre. Ce principe a pour conséquence nécessaire la célèbre loi de Dulong : « *Tous les fluides élastiques comprimés de la même quantité, dans des conditions identiques, dégagent la même quantité absolue de chaleur.* »

De toutes les données, peu différentes entre elles d'ailleurs, sur le pouvoir calorifique de la houille, nous adoptons celle de Liebig, comme la plus exacte. Liebig, s'appuyant sur les expériences directes de Dulong, publiées après sa mort par Arago, a calculé la quantité de chaleur dégagée par un gramme de charbon transformé en acide carbonique, et l'a trouvée égale à 8,558 calories. (*Ann. de chimie* de Wöhler et Liebig, t. LIII, p. 73.)

Par conséquent, d'après le rapport qui vient d'être calculé, la combustion d'une livre de charbon peut

(1) En substituant aux nombres 0,267 et 1,421 les nombres 0,237 et 1,41 adoptés aujourd'hui, le calcul ci-dessus aurait pour résultat 422 au lieu de 367. Le rapport généralement admis comme moyenne des résultats d'autres recherches tant expérimentales que théoriques est 424. (Voir *Théorie mécanique de la chaleur*, de Verdet, p. 46, — et de Clausius, traduction de Folie, p. 82.) L. P.

servir à élever un poids de 9,670,000 livres à une hauteur d'un pied.

Cet effet serait réel si l'on pouvait éviter toute perte de chaleur; mais cette réalisation est tout aussi impossible que la transformation complète de quantités données de chlore, d'oxygène et d'un métal quelconque, en chlorate pur, sans formation de quelque produit accessoire. C'est ainsi qu'une quantité donnée de chaleur ne peut passer tout entière à l'état de mouvement sensible.

Les hommes techniques recherchent avec soin les procédés propres à diminuer le plus possible le rapport des effets perdus de la chaleur (par rayonnement, etc.) à l'effet utile. Au dire de John Taylor, la consommation des premières machines de Watt était pour un travail donné 17 fois plus considérable qu'elle ne fut plus tard en 1828.

Les meilleures machines fonctionnant dans les circonstances les plus favorables, n'utilisent que 5 à 6 pour 100 de la force totale; les locomotives n'atteignent pas 1 pour 100.

L'effet des armes à feu est supérieur : un boulet de 24 livres atteint une vitesse de 1,500 pieds avec une charge de 8 livres de poudre, contenant une livre de charbon. L'effet mécanique dépasse donc 9 pour 100 de la force totale du charbon employé. Remarquons encore que *l'arme s'échauffe moins quand elle est chargée à balle que quand elle est chargée de poudre seulement.*

Si toute l'écorce du globe pouvait être soulevée au moyen de leviers disposés convenablement contre sa paroi, il faudrait dépenser une énorme quantité de chaleur pour élever cette masse incalculable.

On peut concevoir maintenant que si l'augmentation de volume du corps terrestre, comme la dilatation de tout autre corps, est liée à une quantité correspondante de *chaleur latente*, la diminution de ce même volume mettra en liberté la même quantité de chaleur. Or, ce qui est vrai pour toute l'écorce du globe, l'est aussi pour chacun de ses fragments : l'élévation d'un poids, quelque petit qu'il soit, doit absorber, c'est-à-dire rendre latente, de la chaleur ou *toute autre force ;* la chute de ce même poids doit restituer, c'est-à-dire rendre sensible cette chaleur ou cette force.

Puisqu'une unité de chaleur peut élever le poids d'un kilogramme à 367 mètres ; *le poids d'un kilogramme tombant de* 367 *mètres doit dégager une unité de chaleur par le choc ou le frottement.*

Ces faits évidents et confirmés par l'expérience ne peuvent s'expliquer par les hypothèses ordinaires sur l'essence d'une force motrice ou d'un mouvement.

Newton (Princ. I, Déf. VIII) dit explicitement que la pesanteur est une cause abstraite ou mathématique, mais non une cause physique (1).

Les successeurs de Newton ont un peu négligé

(1) La *causa mathematica* de Newton se rapporte au temps, et sert à mesurer l'accélération. Appelons : P la force, t le temps,

cette importante distinction; ils ont confondu la pesanteur (ou l'accélération) avec la cause du mouvement; ils ont ainsi créé un mouvement sans consommation de force, puisque, d'après cela, la chute des graves n'absorbe rien de la pesanteur.

La conséquence inévitable de cette création de mouvement, c'est que celui-ci s'anéantit.

Nous sommes donc ici en présence de deux propositions contradictoires : ou bien un mouvement donné devient nul en disparaissant, ou bien ce mouvement produit un effet équivalent à lui-même, et indestructible.

Cette dernière proposition est la seule d'accord avec la logique et avec l'expérience.

En puisant un verre d'eau d'un bassin, ou d'un lac, ou du Grand Océan, on ne peut pas apprécier la diminution qui en résulte pour la plus grande de ces masses d'eau. Mais si l'on soutenait que celles-ci ne subissent aucune perte par la soustraction de quelques onces de liquide, on devrait en conclure que ces quelques onces ont été tirées de rien, et que, rendues à la mer, elles ont été anéanties.

et v la vitesse, on aura $P = \frac{dv}{dt}$, c'est-à-dire l'accélération. Mais la force de la chute se rapporte au chemin parcouru pendant la chute ; c'est la *causa physica*, ou mesure du mouvement. Soient encore P la force, M la masse du mobile et v sa vitesse, on aura $P = mv^2$ (*).

(*) Cette expression est désignée plus loin sous le nom de *quantité de mouvement*, comme le mot *Force* remplace le mot *Travail* dans presque toute la rédaction de l'auteur. L. P.

La même considération s'applique aux forces. On dit toujours, « la force qui communique une vi-« tesse de 10 mètres à un corps tombant de 5 mè-« tres est constante, parce que l'augmentation et la « diminution de la pesanteur est négligeable pour « de si faibles hauteurs. »

Mais si cette force était constante, elle pourrait produire un mouvement aussi grand que l'on voudrait, dans un temps convenable ; or, il n'en est pas ainsi ; la vitesse avec laquelle peut tomber un corps vers la terre a un maximum qui est de 11,200 mètres environ par seconde. Un corps tombant d'une hauteur infinie atteindrait la terre avec cette vitesse maxima.

La force motrice résultant de la distance totale des masses de la terre et du corps mobile, ou la force de chute est mG^2, si l'on désigne par m la masse du corps, et par G sa vitesse maxima (1).

La force résultant d'une distance moindre est une fraction de la force motrice totale.

Pour de petites hauteurs terrestres, cette fraction a pour numérateur le chemin parcouru, et pour dénominateur le rayon de la terre (2).

La force de chute de la masse m tombant de 5 mètres aura pour mesure $G^2 . \frac{5}{6377398}$, et sa vitesse finale sera $G . \sqrt{\frac{5}{6377398}}$.

(1) C'est l'énergie totale de la chute. L. P.

(2) A l'équateur 6,377,398 mètres.

Le corps tombant au contraire d'une distance infiniment grande, jusqu'à la hauteur de 5 mètres, aura dépensé une fraction de la force égale à environ $\frac{1299999}{1300000}$; et c'est avec le reste de cette force, c'est-à-dire $\frac{1}{1300000}$ que le mobile atteint la vitesse de 10 mètres par seconde, après avoir parcouru la hauteur de 5 mètres.

Ainsi le mouvement de la chute n'est pas une exception à l'axiome de la proportionnalité du mouvement à la dépense de force. Cette dépense ne peut être nulle que dans le cas où le poids exerce une pression, sans se mouvoir, sans tomber en même temps. Le physicien ne peut admettre l'existence d'une force *constante exerçant un effet sans éprouver de diminution.*

La transformation de l'effet mécanique en chaleur est un fait expérimental. On connaît depuis longtemps le développement de la chaleur par le choc et le frottement; mais cette ancienneté ne diminue pas la valeur démonstrative des faits.

L'échauffement des meules et de la farine dans les moulins, des graines oléagineuses et des pierres dans les huileries, des axes dans tous les mouvements de rotation; enfin les célèbres expériences de Rumford, tout concourt à nous convaincre qu'une dépense d'effet mécanique n'a jamais lieu sans dégagement de chaleur.

Voici des observations faites par l'auteur dans

une papeterie. Chaque cuve à laver contenait environ 80 livres de pâte et 1,200 livres d'eau. La température du mélange ne cessa de s'élever depuis le commencement : le milieu ambiant marquait 15 degrés. Après 32 à 40 minutes, elle était montée, dans la cuve, de 14 à 16 degrés.

La température la plus haute, qui s'est maintenue uniforme dans le cours de plusieurs heures, jusqu'à la vidange, a été de 30 degrés.

Or, la force d'un cheval correspond à l'élévation d'un poids de 27,000 livres à un pied en une minute; l'échauffement de 1,280 livres d'eau (abstraction faite de l'appareil) de 1 degré en 16 minutes, sera donc l'équivalent de 3,16 chev. Ce chiffre concorde assez bien avec l'estimation des ingénieurs, qui comptent cinq chevaux par cuve.

L'effet mécanique de ces cinq chevaux est-il anéanti dans la machine? Non : *il s'est transformé en chaleur*.

Les propositions réelles qui se rapportent à la transformation du mouvement en chaleur sont les suivantes :

1° Le mouvement négatif est aussi imaginaire que de la matière négative. L'anéantissement d'un mouvement positif par un négatif est un paradoxe.

2° La quantité de matière s'évalue par un poids absolu; la quantité de mouvement est le produit de la masse par le carré de la vitesse, et non pas le produit de la masse par la vitesse, comme l'avait affirmé Descartes : cette mesure est rejetée avec raison par Leibnitz.

3° Des substances de qualité opposée (une base électro-positive et un acide électro-négatif) se neutralisent ; de même des mouvements de sens contraire se neutralisent.

D'un côté, le résultat est un sel neutre, la qualité a changé, mais la quantité est restée invariable ; de l'autre côté, le produit est de la chaleur, en quantité équivalente aux quantités de mouvement qui existaient d'abord.

4° A la vérité, le rapport des quantités de substance ou de mouvement, qui se neutralisent ou se détruisent n'est pas égal à 1 ; ce rapport dépend de la qualité.

Ainsi la base et l'acide se neutralisent entièrement si leurs quantités sont dans un certain rapport avec les poids qui se mélangent ; et les mouvements de sens opposé se détruisent, quand leurs vitesses et leurs masses sont dans un certain rapport. En mécanique, cette loi porte le nom de *Principe des vitesses virtuelles*.

IV

Nous avons dans l'électricité une quatrième forme de la force physique.

Considérons un électrophore idéalement parfait, dont le couvercle a un poids P, et se trouve à une hauteur h au-dessus de la sphère d'activité du gâteau de résine. Ce couvercle est équilibré par un contre-poids, et l'on fait abstraction du frottement, et de toute résistance passive : de sorte que, montant ou descendant, ce plateau n'absorbe pas de force mécanique, *pour autant que l'on n'en tire pas d'effet électrique ;* peu importe que le gâteau de résine soit ou ne soit pas électrisé.

Mais quand l'électrophore fonctionne, les choses se passent-elles encore de même ?

Supposons que le plateau soit abaissé de la hauteur h vers le disque de résine à l'état neutre ; le contre-poids s'élève et il gagne un travail Ph.

Si le disque est électrisé, il attire le couvercle qui continue à descendre ; le travail gagné par le contre-poids est plus grand que Ph ; désignons-le par $Ph + p$.

Posé sur le gâteau, le couvercle est en état de fournir un effet électrique : désignons cet effet par z.

Cet effet étant réalisé, l'attraction est renforcée, et pour relever le couvercle, il faut augmenter le contre-poids, d'une quantité telle que le produit du poids total par la hauteur est plus grand que $Ph + p$; soit $Ph + p + x$ ce produit.

Ramené à la hauteur h, le couvercle donne un second effet électrique z', et ainsi de suite.

A chaque descente on gagne donc un travail $Ph + p$; et à chaque montée, il se dépense un travail $Ph + p + x$.

Ainsi la dépense d'effet mécanique x correspond à un effet électrique $z + z'$: donc $x = z + z'$.

La conclusion est simple. Rien ne vient de rien. L'électricité du gâteau ne peut pas s'être conservée intacte et avoir produit une somme continue d'effet électrique : à chaque période, l'effet mécanique ne peut être anéanti non plus.

Que faut-il faire pour échapper à ce double paradoxe? Admettre que *l'effet mécanique est transformé en électricité* (1).

Le gâteau électrique n'est, comme le levier ou la

(1) L'équation $x = z + z'$, permet de voir que l'intensité de la force électrique ou la quantité d'électricité, est proportionnelle au carré de la tension, ou au carré de l'épaisseur de la couche électrique.

En effet, appelons S la tension négative du gâteau ; $+ \varepsilon$ la tension du couvercle après la disparition de son fluide négatif ; nous avons $\varepsilon = \frac{1}{q} S$, q étant une quantité constante qui s'approche d'autant plus de l'unité que l'appareil est plus parfait. L'attraction ou la répulsion des deux corps électriques, d'après les mesures directes de Coulomb, est égale au produit de leurs tensions : entre le disque et le couvercle l'attraction a donc pour mesure $\varepsilon S = \frac{1}{q} S^2$.

Mais aussi l'intensité de l'attraction en chaque point du chemin parcouru, est inversement proportionnelle au carré de la distance : l'effet mécanique $p + x$ qu'il faut dépenser pour éloigner le couvercle de la sphère d'activité, et l'élever jusqu'à la hauteur h, est aussi proportionnel à l'intensité de l'attraction ou à S^2. On reconnaît aussi que le rapport $\frac{p}{x}$, aussi bien que $\frac{z}{z'}$, est indépendant de la tension S; que $p + z$, comme z, et que $z + z'$, comme z', est proportionnel à S^2 ou à $\frac{1}{q} S^2$, c'est-à-dire au carré de la tension + du couvercle à la hauteur h ; or z' étant l'effet cornue, rien autre qu'un instrument qui sert à opérer une transformation.

Un pendule oscillant fait des excursions régulières quand on évite le frottement et la résistance de l'air. Ce même pendule isolé et oscillant près d'un corps mauvais conducteur électrisé tel qu'un gâteau de résine, pourra donner dans la sphère d'activité du gâteau une étincelle ; si l'on soutire cette étincelle à chaque passage, l'amplitude ira en diminuant sans cesse, par suite des nouveaux rapports d'attraction résultant des effets électriques : l'effet mécanique du mouvement pendulaire aura été successivement transformé en effet électrique.

L'électricité de frottement se développe également aux dépens de l'effet mécanique. Les corps en contact se retiennent à l'aide des électricités opposées : il faut employer une force mécanique pour séparer ces corps, et leur faire manifester leur état électrique. On sait aussi que, là où se manifeste l'électricité de frottement, la chaleur de frottement fait défaut.

Par l'influence de l'électricité, les rapports des forces attractives que nous venons de considérer s'intervertissent : l'effet mécanique est alors produit aux dépens de l'effet électrique. A chaque élec-

électrique du couvercle correspondant à cette hauteur h, il suit de là que l'Effet, ou l'Intensité de la Force électrique est proportionnelle au carré de la Tension. Donc *l'Intensité de la Force électrique pour une étendue uniforme, est égale au produit des surfaces par le carré de la Tension.*

trisation par influence correspond une dépense partielle, comme dans la communication du mouvement par le choc des corps non élastiques.

Les principales lois de cette neutralisation sont les mêmes que celles que nous avons rappelées sur la neutralisation du mouvement lui-même. Ce que nous avons désigné sous les noms de *masse* et de *vitesse*, devient ici *surface* et *tension*.

La dynamique du mouvement peut se ramener à la considération de deux formes de force : mouvement et chaleur. Elle est par conséquent plus simple dans sa représentation que l'électricité, qui offre à la fois trois formes.

Le magnétisme naît aussi de la distribution d'un effet mécanique dépensé ou détruit, comme l'électrisation.

Un aimant joue le rôle d'un électrophore ; l'aimantation d'un barreau d'acier qui était neutre, donne lieu aux mêmes rapports d'attraction que nous avons eu à considérer pour l'électricité. Le résultat consiste toujours en ceci :

Dépense d'effet mécanique, production de tension................................ { électrique ou magnétique.

V

La séparation de deux masses, notamment de la terre et d'un poids, constitue une force. Le poids d'un gramme à une distance infinie, c'est-à-dire placé à la limite de la sphère d'activité de la terre, ou, pour être plus bref, *séparé mécaniquement* de la terre, représente une force.

En dépensant cette force, c'est-à-dire en réunissant les deux masses mécaniquement, on produit une autre force : le mouvement du poids d'un gramme avec la vitesse de 34,450 pieds. Ce mouvement, étant à son tour détruit ou dépensé, produira dans un gramme d'eau une température de 17,356°.

L'expérience nous apprend maintenant que le même dégagement de chaleur qui résulte de la réunion mécanique de deux corps, peut résulter aussi de leur combinaison chimique ; en d'autres termes : *La différence chimique des substances constitue une force.*

La combinaison chimique d'un gramme de carbone et de 2,6 grammes d'oxygène, produit un effet équivalent à celui de la réunion mécanique du poids d'un demi-gramme avec la terre : c'est-à-dire 8,500 calories environ.

La combinaison chimique d'un gramme d'hydrogène avec 8 grammes d'oxygène produit l'effet équivalent à celui de la réunion mécanique du poids de 2 grammes avec la terre : c'est-à-dire 34,700 calories environ.

Les petites distances et les vitesses peu considérables, comparées aux forces chimiques, produisent des effets très-inférieurs ; les rapports sont inverses quand on passe des distances terrestres aux distances célestes.

Le gaz détonant est de toutes les combinaisons chimiques, celle qui développe la plus grande quantité de chaleur ; un gramme de ce mélange donne 3,850 calories par sa transformation en eau. Un gramme de carbone et d'oxygène en donne 2,370.

Or il faut 17,356 calories pour faire sortir un poids d'un gramme de la sphère d'activité de la terre : il s'ensuit que parmi les substances terrestres il n'existe pas d'action chimique assez puissante pour détruire l'union mécanique de la terre et d'un corps, nouvellement effectuée.

Au contraire, sur la lune, une dépense de 900 calories suffirait pour éloigner un corps de sa sphère d'activité.

La terre se meut dans son orbite avec une vitesse moyenne de 93,700 pieds (1). Ce mouvement pourrait être produit par la combustion d'un poids de carbone égal à quinze fois celui de la terre ; la température à laquelle serait élevée par cette chaleur une masse d'eau égale à la masse de la terre, serait de 128,000 degrés. Une fraction très-petite de cette force serait en état de désagréger entièrement tout le globe.

Si la terre ou une masse équivalente se trouvait en repos à la surface du soleil, il faudrait, pour la lancer jusqu'à la distance où nous nous trouvons, et lui imprimer la vitesse de 93,700 pieds, dépenser

(1) Environ 30 kilomètres par seconde.

une force 429 fois plus grande ou un poids de carbone 6,435 fois égal au poids de la planète.

Or les forces chimiques, à notre connaissance, ne sont pas en état de produire de semblables effets : comment peut-on se faire une idée de la force qui a pu donner à toutes les planètes leur mouvement actuel ?

Si la terre s'était trouvée d'abord en repos à une distance de 430 fois le rayon solaire, et si elle était tombée jusqu'à une distance égale à la moitié ou 215 rayons, comme elle se trouve maintenant, elle devrait dans cette chute avoir atteint la vitesse qu'elle possède. On peut en dire autant des autres planètes. Les grands axes de leurs orbites donnent la mesure de la distance à laquelle elles ont été projetées d'abord, et amenées au repos. Ces grands axes expriment l'effet mécanique attribué à chaque planète par le Créateur : ils sont fixes comme le passé.

Si l'on demande pourquoi les planètes supposées au repos dans le commencement ne sont pas tombées perpendiculairement sur le soleil ; pourquoi elles circulent avec une légère excentricité, et dans le même plan, etc., etc., etc., la réponse sera toujours une hypothèse, qui engendrera de nouvelles hypothèses.

Car c'est justement la punition du mal d'être obligé d'engendrer toujours un mal nouveau.

Il est à remarquer que certaines combinaisons chimiques sont détruites au moyen d'un développement de chaleur et d'un effet mécanique. Ces combinaisons ne naissent jamais spontanément, mais toujours en communauté avec des actions chimiques accompagnées d'un dégagement de chaleur. Il faut bien admettre qu'une partie de la chaleur dégagée dans l'une des combinaisons est absorbée à l'état naissant dans le mélange détonant.

Une même quantité de gaz chlore réunie tantôt avec du sel ammoniac, tantôt avec une dissolution d'ammoniac, dégage des quantités de chaleur différentes : la production du premier mélange est bien supérieure à celle du second. Il est probable que la formation du chlorure d'azote rend *latente* une partie de cette chaleur, qui est restituée à l'analyse soit sous forme de chaleur sensible, soit sous forme d'effet mécanique.

Ainsi la combinaison chimique du chlore avec l'azote est, comme la décomposition chimique du chlore avec l'hydrogène, *une force*.

Comparons à ces faits certains faits mécaniques.

Un poids soulevé est une force. Un poids qui tombe, et qui, par la dépense de sa force mécanique, comprime un ressort, puis remonte à la même hauteur, représente encore une force au point le plus bas de sa chute.

Le ressort et sa réaction ne sont pas comparables à la réaction chimique, car nous ne pouvons pas comparer la tension du ressort à l'élasticité du chlore et de l'azote : cette élasticité est un résultat et non une cause de la force développée dans la décomposition chimique.

Si l'on tient par l'intermédiaire de manches isolants une plaque de zinc et une de cuivre, qu'on les mette en contact, puis qu'on les sépare, la première acquiert une tension électrique positive, la seconde une tension négative. Ces deux plaques, qui étaient neutres avant le contact, sont électrisées après; elles ont été séparées par une action mécanique du même genre que celle qui opère la distribution électrique dans l'électrophore.

Si les plaques restaient unies, on aurait d'autres phénomènes, par exemple une force chimique au lieu d'une force mécanique ; la séparation chimique d'un métal et de l'oxygène donne naissance à un ensemble d'actions analogues à celles que nous avons déjà considérées en détail.

Le levier transforme une force de chute donnée en une autre, en ce sens qu'un chemin parcouru est sacrifié à un autre chemin à parcourir.

La pile est le levier de la chimie : les décompositions et le développement de chaleur et d'effet mécanique que l'on constate doivent leur existence à la dépense d'une force, et cette force, c'est la séparation actuelle d'un métal et de l'oxygène, ou d'un sel et d'un acide.

L'équivalence de la cause et de l'effet se manifeste immédiatement dans l'appareil à gaz de Grove.

Le résultat de toutes ces considérations se résume

dans une seule proposition générale, qui n'est autre chose que l'axiome énoncé dans notre introduction, savoir :

DANS TOUS LES PHÉNOMÈNES PHYSIQUES ET CHIMIQUES, LA VALEUR DE LA FORCE DONNÉE RESTE CONSTANTE.

Les formes principales des forces sont résumées dans le tableau synoptique suivant :

I.	**Force de chute**.. forces mécaniques	A. simples
II.	**Mouvement**..... et effet mécanique	B. ondulatoires ou vibrants
III.	**Chaleur**.	
IV.	**Magnétisme**.	
	Électricité, courant galvanique	forces chimiques.
V.	**Séparation chimique** de certains corps	
	Union chimique de certains autres.	

Ces cinq formes principales des forces physiques peuvent se métamorphoser les unes dans les autres ; c'est ce que prouvent les vingt-cinq expériences que nous allons énumérer.

1. Transformation d'une force de chute en une autre : par exemple, au moyen du levier.

2. Transformation d'une force de chute en mouvement : descente d'un corps libre ou assujetti à une trajectoire.

3. Transformation d'un mouvement dans un autre : complète dans le choc central de masses élastiques égales ; incomplète dans le choc et le frottement.

4. Transformation d'un mouvement en force de chute disponible : par exemple, dans le mouvement

ascensionnel vertical. Les deux forces peuvent se succéder périodiquement, comme dans les oscillations du pendule, et dans les mouvements des corps célestes.

5 et 6. Transformation d'un effet mécanique en chaleur : compression des fluides élastiques ; choc et frottement ; absorption de la lumière, qui n'est qu'un changement des vibrations lumineuses en chaleur.

7 et 8. Transformation de la chaleur en effet mécanique : expansion des gaz, sous pression, comme dans la machine à vapeur ; production d'étincelles et de flammes, qui n'est que le changement de la chaleur en vibrations lumineuses.

9. Transmission de la chaleur : par exemple, par la conductibilité.

10. Transformation de la chaleur en force chimique : destruction, par la chaleur, de composés formés avec dégagement de chaleur.

11. Transformation d'une différence chimique en chaleur : la combustion.

12, 13 et 14. Transformation d'une différence chimique en courant galvanique, ou en nouvelle action chimique ; ou d'un courant en action chimique. La pile.

15, 16 et 17. Transformation de l'électricité en chaleur et en effet mécanique : incandescence des conducteurs, étincelle, attractions.

18. Transmission des courants : induction.

19. Transformation de la chaleur en électricité : courants thermo-électriques, et leurs réactions.

20 et 21. Transformation d'effet mécanique en électricité : par frottement, rapprochement, éloignement.

22 à 25. Transformation d'effet mécanique en effet chimique, et réciproquement, au moyen d'intermédiaires tels que la chaleur ou l'électricité.

Des préjugés sanctionnés par le temps, et par la force de la propagation ; des impressions primitives accompagnées de témoignages ambigus et trompeurs, peuvent être en contradiction avec les propositions qui précèdent, mais contre ces apparences nous en appelons aux phénomènes naturels et à l'histoire dessciences.

Le *mouvement* existe, nous revendiquons hautement ce droit d'être, cette substantialité ; et nous contestons à la *chaleur* et à l'*électricité* toute matérialité.

Ne serait-il pas absurde de chercher dans un fluide la cause du mouvement et de la séparation des corps, ou d'établir l'existence arbitraire tantôt matérielle, tantôt immatérielle, d'un seul et même objet ?

Disons bien haut cette vérité si simple : « *Il n'y a pas de substance immatérielle.* »

Nous ne nous dissimulons pas que nous luttons contre des hypothèses enracinées, consacrées par les plus graves autorités. Nous voulons expulser de la science les impondérables, derniers vestiges des dieux de la Grèce ; nous sommes soutenu par la conviction que la nature, avec sa vérité simple, est plus majestueuse et plus forte que toutes les productions et les illusions de l'esprit humain.

Le soleil, suivant les connaissances humaines, est une source inépuisable de force physique. Le torrent de cette force, sur notre globe, est le ressort constamment tendu qui entretient toute l'activité terrestre. Mais la grande quantité de force que notre globe renvoie continuellement dans l'espace sous forme de mouvement vibratoire, serait bientôt épuisée et suivie d'un refroidissement mortel, s'il n'existait pas une restitution incessante.

La lumière du soleil, transformée en chaleur, met l'atmosphère en mouvement, élève les eaux en nuages, et forme les fleuves; la chaleur, qui se dégage par le frottement des roues de nos moulins à eau et à vent, a été communiquée à la terre par le soleil, sous forme de mouvements vibratoires.

La nature s'est imposé la tâche de *saisir au vol* la lumière qui afflue à la terre; elle s'empare de la plus mobile des forces, et la fixe pour la rendre disponible. Pour résoudre ce problème, elle a revêtu la croûte terrestre d'organismes vivants, qui absorbent la lumière du soleil, et la font servir ensuite à produire constamment une somme de différences chimiques.

Ces organismes sont les plantes. Le monde des plantes est un réservoir dans lequel sont fixés les rayons fugitifs du soleil : ils y sont déposés et façonnés pour un but. Prévoyance économique de la nature à laquelle se trouve liée indissolublement l'existence physique de la race humaine ! Voilà pourquoi sans doute la vue d'une riche végétation réjouit tant nos regards, et répand sur nous l'expression instinctive du bien-être !

Les effets réducteurs que la lumière exerce sur les substances organiques et inorganiques sont très-connus. La réduction est le plus forte à l'insolation, moins vive à l'ombre ; elle manque dans l'obscurité et à la lumière artificielle: elle repose sur la transormation d'une force donnée en une autre, d'une action mécanique en action chimique.

Le temps n'est pas très-éloigné de nous, où l'on agitait la question de savoir, si les plantes pendant leur vie créaient des substances chimiques, ou si elles transformaient seulement des substances existantes. L'observation et l'expérience semblaient affirmer la création; mais une recherche plus exacte a enseigné le contraire, et la science a sur ce point une certitude absolue.

Nous savons que les matériaux dont une plante se nourrit, et ceux que l'on en tire, sont exactement les mêmes. L'arbre qui pèse plusieurs mille livres a tiré chaque molécule de matière du milieu qui l'entoure.

Il n'y a dans la plante qu'une transformation, et non pas une création de matière.

Cette proposition est le trait d'union qui relie la

chimie à la physiologie des plantes; elle est plus claire *à priori* que par l'expérience; cependant celle-ci n'a trouvé d'exception dans aucun cas particulier.

Les mêmes principes nous font admettre que les plantes peuvent transformer les forces, mais non les produire.

Les plantes s'emparent d'une *force*, la *lumière*, et restituent une *force:* la *différence chimique.*

La logique du principe oblige le naturaliste à mettre le produit en corrélation de cause avec la dépense (ou disparition).

Cette dépense, ou l'absorption de lumière, comme on le sait depuis Saussure, est absolument indispensable à la réduction.

La première question à examiner est celle-ci: la lumière qui tombe sur les plantes vivantes est-elle réellement absorbée d'une autre manière que celle qui frappe des corps morts; en d'autres termes, les plantes sont-elles moins échauffées par la lumière que d'autres surfaces obscures? Les résultats d'observations faites en petit paraissent tomber dans les limites des erreurs de pareils essais; mais nous savons familièrement combien une riche végétation est utile pour diminuer l'action des rayons solaires dans certaines contrées. Les feuilles par leur couleur obscure devraient éteindre ou absorber une plus grande partie de la lumière solaire tombant sur elles, que le sol nu.

Si donc, pour expliquer ce fait, l'évaporation des

plantes ne suffit pas, la question ci-dessus est incontestablement affirmative ; c'est-à-dire que l'absorption de la lumière par les plantes diffère de l'absorption par les corps inorganiques.

La seconde question est de savoir comment les plantes peuvent effectuer la différence chimique. Cette différence, comme on l'a déjà vu, est une force physique, égale à la chaleur obtenue par la combustion des plantes. Cette force naît-elle par le procédé de la vie sans dépense d'une autre force donnée ? La création d'une force physique, à peine admissible en elle-même, paraît encore plus paradoxale, quand on considère ce fait, que la plante, sans l'aide de la lumière solaire, n'est jamais en état d'accomplir sa mission.

L'action hypothétique de la *force vitale* enraye toute recherche ultérieure et rend impossible l'application des lois des sciences exactes à la connaissance des phénomènes de la vie. Les partisans de cette hypothèse contraire à l'esprit de progrès qui se manifeste aujourd'hui dans l'étude de la nature, seront repoussés dans le chaos d'une spéculation fantastique et sans frein.

L'auteur compte sur l'intelligence de son lecteur en posant comme axiome le principe suivant qui sert de base à ce travail.

Dans le procédé de la vie *il n'y a qu'une transformation, soit de matière, soit de force ; mais jamais une création de l'une ou de l'autre.*

Admettons donc que la différence chimique ne peut exister sans la consommation correspondante d'une autre force.

On aura la question suivante : cette force consommée est-elle réellement de la lumière solaire seule? ne peut-elle venir d'une autre source?

La supposition que les plantes absorbent, aux dépens de leur milieu, de la chaleur libre, et que cette chaleur produit la différence chimique, serait sans doute la plus acceptable; mais l'expérience contredit cette conjecture et nous apprend que la chaleur seule ne peut jamais entretenir l'action réductive : l'emploi de la lumière reste donc une condition indispensable de cette action. La faculté des plantes, de produire une métamorphose de force physique, paraît donc limitée à celle de la lumière (et de l'électricité ?).

Au temps de la germination, à l'obscurité et en partie aussi durant la fructification, les végétaux attirent de l'oxygène et rejettent en retour un volume à peu près égal d'acide carbonique. La force chimique dépensée ici est représentée par la production d'une autre force.

Quelle est cette force? Nous sommes en présence de deux cas également possibles. Ou bien la différence chimique se transforme en chaleur libre, comme cela a lieu dans la fructification. Ou bien les plantes transforment la force qui résulte de la différence chimique, à la manière de la pile galvanique, en autres effets chimiques, décomposition ou combinaison. Dans le dernier cas la plante ne dégage pas de chaleur, ou au moins l'on n'y trouve pas la chaleur correspondante à l'oxydation du carbone.

Si l'on considère la reconstitution d'acide carbonique qui a lieu chaque nuit dans les plantes, on trouvera invraisemblable que ces organismes non-seulement ne soient pas aidés, mais même ne soient pas gênés par les circonstances de leur position géographique ou physique, dans l'accomplissement de leur importante mission d'accumuler de la force.

Les plantes, en rejetant dans l'obscurité, avec un dégagement de chaleur, une partie du carbone dont elles s'emparent à la lumière, font dans le jour deux pas en avant, et en font un en arrière pendant la nuit.

Grâce au petit angle d'inclinaison de l'axe terrestre sur le plan de l'écliptique, et à la vitesse de rotation de la terre, le partage le plus régulier du jour et de la nuit tombe dans la zone de la végétation la plus florissante ; l'absorption d'oxygène dans l'obscurité est absolument nécessaire à la vie des plantes ; il est donc probable que la force gagnée pendant l'oxydation nocturne du carbone, trouve dans la plante même son emploi le plus important, au lieu d'être rejetée sous forme de chaleur libre.

Des recherches physiologico-chimiques assidues sur la vie nocturne des plantes, et des déterminations expérimentales exactes sur la combustion des substances végétales pourront seules nous instruire sur cet objet encore ignoré.

La provision de force physique accumulée par l'activité des plantes échoit en partage à une autre classe de créatures; les animaux vivants s'en emparent, et l'emploient à des buts individuels.

Ils exploitent continuellement le domaine végétal et réunissent de nouveau la matière primitivement combustible à l'oxygène de l'atmosphère: cette consommation correspond au but caractéristique de la vie animale : production d'effet mécanique, de mouvement, soulèvement de fardeaux, etc. Chez l'animal cette mission est à la fois le but et le moyen de son organisme; elle est la condition de sa vie.

A la vérité les plantes sont aussi capables d'effets mécaniques; elles peuvent mouvoir et soulever. Mais il est évident que dans le même temps et pour des masses égales, la somme des effets fournis par une plante isolée est infiniment petite comparée à la quantité fournie par l'animal. Ainsi, tandis que dans la plante l'effet mécanique n'a qu'un rôle très-inférieur en quantité et en qualité, la transformation de la différence chimique en effet mécanique individuellement utile, est le signe essentiel et inséparable de la vie animale.

La grandeur du produit mécanique d'un animal est facilement exprimée par un poids élevé à une certaine hauteur.

On compte qu'un cheval par la tension de ses muscles pendant 8 heures par jour, peut élever 4,200 kilog. à la hauteur d'un mètre par minute.

Par heure cela ferait 252,000,

Et par jour 6,048,000.

Le travail momentané ou continu de tout autre animal, est une partie aliquote, ou un multiple du travail de notre cheval normal ; ce qui se rapporte à l'un doit aussi, *mutatis mutandis*, s'appliquer à l'autre.

Dans l'organisme animal il y a constamment une dépense de forces chimiques. Des combinaisons ternaires ou quaternaires subissent pendant la vie les transformations les plus importantes dans leur constitution ; la plupart, après un temps assez court, sont ramenées à la forme binaire par la combustion.

Cette force, ou son équivalent de chaleur, fournie par les actions chimiques, n'est pas suffisamment déterminée par expérience. Comme il ne s'agit que de l'établissement d'un principe, il suffira de prendre la chaleur développée par la combustion de carbone pur : les nombres obtenus pourront être changés dans l'avenir, quand on aura des connaissances expérimentales plus exactes sur les valeurs des forces chimiques.

Le carbone, d'après Dulong, fournit en brûlant 8,558 calories ; le poids soulevé par la combustion de l'unité de poids du carbone à raison de 367 kilogrammètres par calorie, correspond à 3,140,786 kilogr. élevés à 1 mètre.

Pour exprimer en poids de carbone la force chimique dépensée mécaniquement chez le cheval, on trouve que cet animal dépense environ 13 grammes de carbone par minute de travail.

Un joueur de quilles qui jette un boulet de 8 livres avec une vitesse de 30 pieds, absorbe à ce travail 1/10 de carbone.

Un homme qui élève à 2^{m},50 un poids de 75 kilogr. use pour cela 0^{gr},053 de carbone; pour monter au sommet d'une montagne de 10,000 pieds ou 3,139 mètres, la dépense, en ne comptant pas la perte d'effet mécanique qui a lieu à chaque pas par le choc non élastique est de 66 grammes environ de carbone.

Si l'organisme animal employait en effet mécanique tout le combustible disponible, les quantités de carbone calculées suffiraient; mais, en réalité, en même temps que la production d'effet mécanique, il y a chez l'animal une production constante de chaleur.

La force chimique contenue dans les aliments introduits et dans l'oxygène respiré, est la source de *deux* genres de forces, le mouvement et la chaleur, et la somme des forces physiques fournies par un animal est l'équivalent de la somme totale fournie par le procédé chimique qui a lieu en même temps.

Si l'on ajoute, après l'avoir converti en chaleur, tout le travail mécanique fourni dans un certain temps par un cheval, à la chaleur produite immédiatement dans son corps, la somme sera la quantité exacte de chaleur qui équivaut au phénomène chimique.

Ni d'un côté ni de l'autre, il n'est permis de supposer plus ou moins. *Ex nihilo nihil fit; nil fit ad nihilum.*

La seule cause de la chaleur animale est un fait chimique, spécialement une oxydation.

C'est un des grands mérites de Liebig d'avoir victorieusement combattu tous les doutes que soulevait la vérité de cette proposition résultant des découvertes de Lavoisier. Les célèbres expériences de Dulong et Desprets ne suffisent pas pour démontrer un miracle, la création d'une force physique. Abstraction faite des erreurs de ces sortes de recherches, en voici les raisons.

1. Comme la respiration coïncide avec l'acte chimique dans les animaux, on doit admettre, que l'animal à sang chaud produit pendant sa respiration libre autant de chaleur qu'il en faut pour entretenir sa température constante. Si un animal passe de cet état à celui de la respiration gênée, alors la production de chaleur doit diminuer, et l'animal devra pendant un certain temps dépenser plus de chaleur qu'il n'en produit.

C'est dans cet état, où la respiration est gênée par la peur, que se trouvaient les animaux dans les deux premières heures des expériences de Dulong et Desprets; il s'ensuit que dans ce temps les animaux rayonnaient plus de chaleur qu'ils n'en produisaient : ils devaient donc perdre une portion de leur chaleur. (Liebig.)

Aucun doute sérieux ne peut s'élever contre l'exactitude de cet argument. Chacun sait les variations de température qu'éprouve la surface du corps, sous l'influence de diverses impressions.

Les affections qui dépriment le sentiment réduisent l'opération chimique; la peau se refroidit, car il y a plus de chaleur perdue que de gagnée. Les expériences intéressantes de SCHARLING (Wöhler et Liebig, *Annales*, vol. XIV) ont démontré la dépendance qui existe entre le travail chimique des animaux et leur état intérieur passager.

Une jeune fille de dix ans, dans le cours prodromique d'une légère indisposition, respirait beaucoup moins d'oxygène qu'avant et après cet accident, et cela dans le rapport de 5 à 8.

Admettre que dans les expériences de DULONG et DESPRETS la respiration des animaux se soit continuée sans être modifiée par la crainte, et fonder sur une petite différence un résultat aussi grand que le miracle de la force vitale, cela ne mérite pas le nom d'un procédé scientifique.

Lorsque Kollrausch prétend que la masse d'eau (*Physiologie et Chimie dans leur état présent*, Gœtting, 1844), versée dans l'appareil peut influer de manière à corriger un rapport inexact entre la production et la perte de chaleur, il montre que sa polémique contre l'argument de Liebig l'a conduit à avancer une erreur.

2. Dulong et Desprets, en partant de l'hypothèse

que tout l'oxygène actif venait de l'atmosphère, déterminèrent d'abord l'oxygène consommé, puis la quantité d'acide carbonique formé; et enfin la quantité d'oxygène consommée pour former l'eau. Mais l'alimentation de l'animal ne consiste pas seulement dans un déplacement de carbone et d'hydrogène de forme inorganique; il se fait aussi une décomposition de corps oxygénés ternaires et quaternaires; de là résulte une source d'erreurs.

Les matières organiques peuvent dégager de la chaleur par leurs variations chimiques sans intervention d'oxygène; la fermentation alcoolique en donne l'exemple.

Si l'on avait placé devant l'animal sous l'appareil une bouteille de moût de vin en fermentation, et comparé par la méthode de Dulong et Desprets la quantité de chaleur développée avec la quantité d'oxygène atmosphérique disparu, on aurait trouvé encore plus grande la disproportion entre la chaleur observée et la chaleur calculée.

3. Dulong et Desprets ont attribué une trop faible valeur au calorique dû à la combustion du carbone et de l'hydrogène. Les expériences directes de Dulong et d'autres, sur la combustion, l'ont démontré plus tard. Liebig a attiré l'attention sur cet objet capital (*Ann. de Chimie* de Wöhler et Liebig, t. LIII); en même temps il a démontré qu'après avoir fait les corrections nécessaires, les différences s'évanouissent!

Ce qui précède démontre suffisamment que les

précieuses recherches de ces physiciens sont loin de démentir le principe : *Ex nihilo nihil fit;* au contraire, elles confirment cette vérité expérimentale. D'après ces expériences, la chaleur animale coïncide avec une action chimique, la combustion et la chaleur dégagée correspondent à peu près à la combustion calculée de l'hydrogène et du carbone ; mais elles n'apprennent pas que cette quantité de chaleur soit en réalité supérieure à ce que peut donner l'action chimique, et elles font très-peu connaître la quantité de chaleur fournie dans le procédé de la vie.

Si cette quantité était un jour bien déterminée et si l'on démontrait la différence *qualitative* entre la chaleur ordinaire procédant de la chimie, et la chaleur vitale émanant de la vie, alors seulement on pourrait avoir recours au mysticisme, et douter des observations vraiment scientifiques des phénomènes de la vie (1).

Dans l'animal actif, la nourriture est beaucoup plus grande qu'au repos. Soit x l'intensité de la force chimique dans un temps donné chez l'animal au repos, $x + y$ chez l'animal actif.

Si pendant le travail il s'était dégagé la même

(1) On peut voir les singulières idées dans lesquelles peuvent errer les vitalistes, dans le livre de Reich sur l'art de guérir, d'après les principes chimiques rationnels (?). L'auteur dit que la chaleur animale est un héritage que le nouveau-né a reçu ! Pour le récompenser de cette idée, nous souhaitons à l'auteur un poêle de chambre, qui lui serve à mesure de ses besoins la chaleur puisée antérieurement dans un ancêtre haut fourneau.

quantité de chaleur libre que dans le repos, la dépense y de force chimique correspondrait exactement à l'effet mécanique produit. Mais, en moyenne, l'organisme forme plus de chaleur libre, pendant l'activité que pendant le repos, attendu que la respiration renforcée exige une plus grande dépense de chaleur, et par suite une production plus grande. Pendant le travail, il y a une quantité de chaleur x + une partie de y, mise en liberté, le reste est transformé en travail mécanique.

Il s'ensuit, pour ainsi dire, une concurrence entre l'effet mécanique et la chaleur sensible. Plus grande sera la portion de y convertie en chaleur sensible, moins grand sera l'effet mécanique restant.

L'expérience journalière nous le démontre, et c'est une règle bien connue, que, pour marcher longtemps, il faut commencer par un pas modéré. Le proverbe dit : « Hâte-toi lentement. »

L'ouvrier tâche d'éviter la transpiration pour épargner ses forces, et le voiturier n'aime pas que ses chevaux *aient chaud*. Dans le langage ordinaire on dit : la sueur consomme la force; dans la langue scientifique, cela s'appelle : la production de chaleur augmente aux dépens de l'effet mécanique. Le tempérament phlegmatique, soit dans l'homme, soit dans l'animal, est toujours capable du plus grand effet utile, pour une même dépense.

Nous reviendrons sur cet antagonisme de la chaleur et de l'effet mécanique.

Il faut prouver maintenant que l'accroissement de dépense en combustible, fait par l'individu qui travaille, contient réellement, selon l'expérience, la force nécessaire pour produire le mouvement.

Un fort cheval, qui peut se reposer chaque jour, est très-bien nourri de 15 livres (à 500 grammes) de foin, et 5 livres d'avoine ; mais si le même animal, comme nous venons de l'admettre, élève chaque jour 12,960,000 livres à 1 pied, il ne pourra pas subsister, avec cette nourriture ; pour l'entretenir en bon état, il faut lui ajouter 11 livres d'avoine. Les 20 livres de nourriture ci-dessus contiennent, suivant Boussingault (*Ann. chim. et physique*, LXX ; et Liebig, *Chimie organique et ses applications à la physiologie*), $8^l,074$ de carbone. Les 11 livres d'avoine ajoutées et qui doivent composer la valeur d'y, contiennent $4^l,734$. D'après Boussingault, la masse de carbone ingérée est à la quantité rejetée sous forme combustible ou non brûlée, dans le rapport 3928 à 1364,4 ; ainsi x, c'est-à-dire la quantité consommée par l'animal au repos $= 5^l,2766$ et $y = 3^l,094$. Or, d'après le travail indiqué ci-dessus, le carbone employé en effet mécanique comporte $1^l,34$, quantité que nous désignerons par z. Nous tirons de là les relations suivantes :

1) Rapport du travail mécanique à la dépense totale : $\frac{z}{x+y} = 0,16$;

2) Rapport du travail mécanique à la dépense

additionnelle de l'animal travaillant : $\frac{x}{-}$ = 0,43 ;

3) Rapport de la chaleur formée au repos, à celle formée pendant le travail : $\frac{x}{x+y-z} = 0,75$.

Suivant Liebig (ouv. cité), les prisonniers de la maison d'arrêt de Giessen, lesquels ne font pas de mouvement, reçoivent journellement 17 loth (64 loth = 1 kil.) de carbone.

Le rapport de cette consommation à ce qui n'est pas converti en acide carbonique peut-être considéré, suivant Liebig, comme = $\frac{290}{12}$. La quantité brûlée (oxydée) par un prisonnier est donc 255 gr. = $0^{l},51$.

Un soldat caserné reçoit chaque jour 29 loth de carbone. Si nous accordons à l'ouvrier pour accomplir sa tâche plus difficile 8 loth de plus, cela fera 36 loth, et la quantité brûlée sera 540 gr. = $1^{l},08$ (1).

De cette dernière quantité l'effet mécanique absorbera $0^{l},19$ = 95,7 gr..

Ainsi 1) l'effet mécanique est à la dépense totale = $\frac{95,7}{540} = 0,177$;

2) L'effet mécanique est à la dépense additionnelle $\frac{95,7}{285} = 0,336$;

2) Le dégagement de chaleur au repos est au

(1) Les nombres de Lavoisier, Andral, etc., sont plus faibles. Les expériences sur la respiration doivent être des valeurs minima, puisqu'elles se rapportent au repos.

dégagement pendant le travail $= \frac{255}{540 - 95,7} = 0,57$.

Dans ces calculs, on n'a considéré que le carbone déplacé. Pour calculer la totalité de la chaleur due à la combustion de la nourriture introduite et comprenant du carbone plus de l'hydrogène, on peut considérer ce dernier comme produisant le quart de la chaleur due au premier.

On conçoit que les estimations que nous donnons ne prétendent pas à une exactitude générale et absolue; car le travail et la consommation dépendent de la constitution individuelle, et des différentes circonstances de la vie.

Toutefois ces données peuvent servir comme point de départ expérimental aux principes suivants.

1) L'augmentation du combustible absorbé par l'organisme travaillant explique parfaitement, en comptant l'augmentation de chaleur dégagée, la production de l'effet mécanique par la voie naturelle;

2) Le carbone utilisé par l'effet mécanique chez les mammifères très-actifs est au maximum le $\frac{1}{5}$ de la dépense totale. Les $\frac{4}{5}$ restants sont employés à produire de la chaleur sensible.

Pour transformer la force chimique en effet mécanique, les animaux sont pourvus d'organes spéciaux, qui manquent aux plantes. Ce sont les muscles. L'activité d'un muscle dépend de deux éléments :

1° L'influence d'un nerf moteur comme condition;

2° La transformation de matière ou la nutrition comme origine du travail.

Tout l'organisme dans son ensemble doit être considéré sous deux points de vue : le côté psychique et le côté physique. Il en est de même de chaque organe : le muscle est soumis à l'influence nerveuse, et il dépend de l'acte chimique. C'est ainsi que les mouvements du navire obéissent à la volonté du pilote et du machiniste. L'influence intellectuelle, sans laquelle le navire ne se mettrait pas en marche, ou se briserait sur le premier écueil, ne suffit ni pour virer ni pour avancer; le mouvement a aussi besoin d'une force physique, le charbon, sans laquelle le vaisseau resterait inerte, quelle que fût la volonté du pilote.

Dans la première partie de cet écrit on a défini, par ses principaux traits, le rôle de la combustion dans le mouvement des mécanismes inorganiques, dans les machines à vapeur (1).

Nous nous proposons maintenant de considérer les phénomènes organiques analogues dans leurs rapports avec leurs causes physiques, et d'utiliser, pour l'explication des faits physiologiques, ce que nous avons récolté sur le terrain des sciences exactes.

Le muscle est l'instrument au moyen duquel se métamorphose la force, *mais il n'est pas la substance qui produit la force.*

(1) Sur le même objet, voir les Annales de Wöhler et Liebig, *mai*, 1842, *Remarques sur les forces de la nature inorganique.*

Nous avons vu qu'un homme actif transforme par jour environ 95 grammes de carbone en effet mécanique. Chez un ouvrier pesant 75 kilogr., le poids du système musculaire est de 32 kilogr. ; après déduction de 77 pour 100 d'eau, il reste environ 7,5 kilogr. de matière musculaire sèche.

Supposons maintenant (quoique cela ne soit pas certain) la force calorique de cette matière équivalente (près de 40 p. 100 d'oxyg. et d'azote) à celle du carbone pur : le système musculaire de l'homme pour livrer la substance de la force devrait être brûlé ou oxydé en moins de 80 jours.

Cette déduction arithmétique sera encore plus évidente si l'on considère le travail d'un seul muscle, celui du cœur par exemple. D'après Valentin (*Leçons sur la physiologie humaine*, I, p. 488), le ventricule gauche fournit à chaque systole, en moyenne, 150 centimètres cubes de sang. La pression hydrostatique du sang dans les artères équivaut, suivant Poiseuille, à une colonne mercurielle de 16 centimètres. L'action mécanique du ventricule gauche est égale, par systole, à l'ascension du poids de la colonne mercurielle, soit 217 grammes, à 150 centimètres de hauteur. Chaque systole est donc un travail de 326^{gr},2 à 1^{m}, correspondant à la combustion de 0^{milligr},104 de carbone. A raison de 70 pulsations par minute ou 100,800 par jour, l'effet mécanique du ventricule gauche est environ 32,856 kilogrammètres par jour équivalent de la combustion de 10gr,45 de carbone par jour ou de 89 cal,428.

D'après Valentin, le travail du ventricule droit est la moitié de celui du gauche. L'effet des deux compartiments est donc par jour de 49,300 kilogrammètres ou 134 cal,143 ou 15gr,67 de carbone.

Le poids du cœur entier est de 500 grammes ; à raison de 77 p. 100 d'eau, il reste 115 grammes de matière sèche combustible. Si l'on admet que cette substance soit équivalente au carbone pur, il s'ensuit que l'organe entier, s'il devait lui-même livrer la substance du travail, serait consumé en 8 jours. Et si l'on compte le poids des deux ventricules seuls, qui est de 202 grammes, ils seraient brûlés en moins de 3 jours et demi.

Mais l'hypothèse de la consommation et du remplacement du système musculaire est en contradiction avec les phénomènes physiologiques et avec les observations microscopiques : les nombres trouvés de 3 jours et demi à 80 prouvent, à l'évidence, qu'aucune partie de la substance employée au travail ne vient du système musculaire. Liebig arrive à un résultat tout opposé dans son célèbre ouvrage : *la Chimie organique dans ses applications à la physiologie et à la pathologie* (1), et, relativement à notre objet, les théories de Liebig méritent notre attention. Dans le traité « des phénomènes du mou- « vement dans l'organisme animal », Liebig part de

(1) Brunswick, 1842.

l'hypothèse d'une force vitale, qui, à l'état de repos, fait équilibre à une force chimique, l'affinité de l'oxygène pour la substance animale.

Pour vaincre des résistances mécaniques et effectuer des mouvements, la force vitale est dépensée, et la force chimique a la prépondérance; alors la matière organique soustraite à sa force vitale est consumée par l'oxygène atmosphérique. Donc la production d'effet mécanique est liée à une transformation plus grande de substance ou à une nourriture plus abondante.

Cette conclusion correspond à cet axiome populaire, que plus de travail demande plus d'aliment : si nous l'acceptons comme juste, les prémisses ne le sont pas, et voici pourquoi.

Il est clair que tout le chapitre des « Phénomènes du mouvement dans l'organisme animal » est fondé sur une inconséquence, sur une de ces contradictions que l'on rencontre quelquefois dans les écrits du grand chimiste.

On lit, page 33 : « Il est malheureusement im-« possible qu'une masse donnée de carbone ou « d'hydrogène, quels que soient les changements de « forme qu'elle subisse dans le cours de la com-« bustion, dégage plus de chaleur qu'elle n'en four-« nit quand elle se brûle à l'air ou dans l'oxygène.

« En chauffant une chaudière à vapeur, et en uti-« lisant la force du fluide élastique, pour produire « de la chaleur par le frottement, on ne trouve ja-

« mais une nouvelle quantité de chaleur supérieure « à celle qui a été depensée pour échauffer la chau- « dière. Si le courant d'une pile galvanique produit « de la chaleur, celle-ci n'est jamais plus abondante « que celle qui résulterait de la combustion du « zinc, par l'acide.

« La contraction des muscles produit de la cha- « leur; la force nécessaire à cette contraction est « transmise par les organes du mouvement, et ceux- « ci la doivent à une transformation de substance. « La dernière cause de la chaleur produite ne peut « être naturellement que cette transformation de « matière. »

Selon l'auteur, la dernière cause de la chaleur produite par la contraction des muscles ne peut être qu'une transformation de matière. En d'autres termes : la cause de la chaleur est la contraction des muscles, et la source de cette *contraction est une transformation de matière* (de la nourriture). D'accord mot pour mot avec cette citation, nous regrettons de voir Liebig, au lieu de poursuivre sa route, conduire le lecteur dans un grand désert d'hypothèses, sans point de repère, sans la moindre oasis. Cette proposition introduite, est une contradiction manifeste avec l'idée fondamentale des phénomènes du mouvement qu'il a formulée page 225.

Cette dépendance bien réelle entre la transformation de matière dans le corps des animaux et la force dépensée par le mouvement mécanique ne peut avoir d'autre conséquence que celle-ci : la force vitale active ou disponible dans certaines parties animées du corps, est la source des effets mécaniques du corps de l'animal. La force motrice naît sans contredit de parties animées qui possédaient une certaine quantité de force ou de mouvement ; elles en dépensent autant que les autres en absorbent, et perdent alors la faculté de s'accroître et de résister à des causes perturbatrices extérieures. Il est clair qu'elles puisent cette propriété dans la *force vitale*, cause dernière de l'effet mécanique et du mouvement. L'alimentation, qui a été d'abord proclamée comme cause de la force des muscles, devient son effet. En premier lieu la rivière, pour prendre un exemple de Liebig, fait aller le moulin, ensuite le moulin fait aller la rivière.

Nous ne pouvons admettre dans le sens de Liebig *une force vitale particulière*, comme principe d'une résistance spécifique du tissu vivant « contre les causes perturbatrices extérieures » : contre l'action de l'oxygène atmosphérique, contre la décomposition ; nous ne nous croyons pas fondés à attribuer hypothétiquement des causes spéciales à des effets qui n'ont rien de spécial ; en d'autres termes nous n'avons pas le droit d'imaginer quelque chose sans fondement.

Liebig fait intervenir la *force vitale* pour expliquer la faculté que possèdent les tissus vivants de résister à des actions chimiques. Or l'oxyde de fer fondu résiste aux acides les plus énergiques : cette résistance a probablement pour cause la dureté, ou, en termes moins exacts, la *force de cohésion* de l'oxyde. Si la fibre vivante animale oppose aux agents chimiques une résistance analogue, pourquoi substituer les mots *force vitale* aux mots *force de cohésion?*

Ni Liebig, ni aucun autre chimiste n'a éclairci ce point ni rien de semblable; aucun fait ne justifie l'hypothèse de Liebig. Il met en opposition avec l'organisme la grande puissance d'affinité de l'oxygène atmosphérique, et distingue ainsi l'air qui préside à la vie, de l'air qui agit après la mort; mais il trouve dans la force vitale une protection contre l'influence hostile.

Il n'est pas difficile de comprendre pourquoi le tissu musculaire n'est pas attaqué par l'action oxydante de l'atmosphère. D'abord le tissu animal, comme ses parties constituantes le carbone, l'hydrogène, l'azote, a peu de tendance à se combiner directement avec l'oxygène à la température ordinaire : on sait que des membranes desséchées restent plusieurs années sans variation à l'air ou dans l'oxygène. En admettant même que cette tendance existe, l'oxygène ne peut avoir accès dans les tissus, et notamment dans le tissu musculaire dont il est particulièrement question. Il y arrive lié au sang artériel dans les profondeurs de l'organisme; s'il devait former des combinaisons binaires avec des substances organiques, ce serait sans doute avec les parties qui offrent le contact le plus immédiat, et qui abondent à l'état de liberté dans le sang. Pourquoi donc alors l'oxygène engagé dans le sang artériel devrait-il se séparer, et chercher le tissu musculaire à travers les parois des vaisseaux, par exosmose ?

Il serait bien plus naturel de supposer que la *force vitale* doit empêcher une autre action chimique, la séparation spontanée des éléments organiques après la mort. La décomposition spontanée, la fermentation, la pourriture, la corruption, qui ont lieu à certaines températures, en présence de l'humidité, avec ou sans intervention de l'oxygène, sont des actions qui marchent avec une rapidité progressive. La décomposition peut se comparer à la chute des graves : au commencement de la chute, le moindre fil peut l'arrêter; plus tard l'obstacle le plus rigide devient impuissant, et est renversé ou traversé par la masse en mouvement.

Quelques jours après avoir tué un animal bien portant, nous retrouvons son cadavre en pleine putréfaction ! Voilà sans doute de quoi nous faire réfléchir à cette force vitale, qui pouvait empêcher cet envahissement rapide. Mais dans ce genre de méditations l'on risque de prendre un fil d'araignée pour un câble.

Il est plus aisé d'éteindre un feu naissant qu'un incendie déchaîné. Dans les premières minutes, et même les premières heures qui suivent la mort, la tendance à la putréfaction est faible (comme l'attraction au commencement de la chute d'un grave) ; mais elle croît en agissant, par le voisinage de la matière fermentée. Or, d'après les lois mathématiques, cette action est encore plus faible dans l'organisme vivant que dans la première minute qui suit la mort ; pendant la vie elle est infiniment petite... la résistance qu'il faudrait y opposer lui est proportionnelle, c'est-à-dire infiniment petite ou nulle.

Le jus de raisin fraîchement pressé, exposé à une température modérée, en présence d'un peu d'oxygène, entre en pleine fermentation au bout de quelque temps. Si le récipient qui contient cette substance était disposé de manière à séparer les parties fermentées à mesure qu'elles se produisent et à les remplacer chaque jour par une certaine quantité de jus nouveau ; alors on aurait constamment une masse douce, susceptible de fermenter ; mais la fermentation générale de cette masse serait impossible, tant que l'on aurait soin d'enlever et de remplacer le résidu. L'ingénieur *Schäuffelen*, de Heilbronn, en plaçant un aspirateur dans la cheminée d'un bateau à vapeur, a réussi à empêcher la formation de la suie et de la fumée noire, ou plutôt à les transformer en produits binaires. Cet appareil est une imitation du procédé de la vie : une fraction de la force mécanique, engendrée aux dépens de la chaleur dégagée par la combustion, sert à introduire l'air vital, qui empêche la formation de produits inopportuns.

Dans l'être vivant, de nombreux organes mécaniques servent à filtrer, à aspirer, à régler les actions chimiques, à activer ces actions, à les limiter, à reléguer dans des compartiments spéciaux les produits de la décomposition, pour les éloigner ensuite ; et enfin à empêcher surtout la formation et l'accumulation des ferments putrides.

Si l'on mêle aux humeurs de l'homme le plus sain, un grain de ferment, ni la nature ni l'art ne seront assez puissants pour arrêter la décomposition, la fièvre putride mortelle : où donc se cache alors la force vitale qui devrait accomplir sa mission de résister à l'élément de perturbation ? *Hic Rhodus, hic salta.*

Liebig fixe le siége de la force vitale exclusivement dans les parties solides de l'organisme. Il dit, p. 202 :

« Les manifestations de la force vitale dépendent « d'une certaine forme, et d'une composition dé- « terminée de la substance du corps vivant.

« L'augmentation de masse d'un corps vivant « n'est possible qu'à la condition d'un contact im- « médiat de ce corps avec des substances propres à « être décomposées, et dont les éléments peuvent « entrer dans la constitution du sujet vivant. »

Ainsi, d'après Liebig, il n'y a pas de force vitale dans les parties amorphes ou fluides. Il dit à la page précédente :

« On reconnaît l'existence de la force vitale, dans « la faculté que possède le sujet vivant de ne su- « bir ni changement de forme ni changement de « constitution par l'action des agents extérieurs, « bien que les parties constituantes du sujet, consi- « dérées chimiquement, ne possèdent point cette « faculté de résistance. »

On sait que certains fluides, très-décomposables de leur nature, restent longtemps sans se décomposer dans l'intérieur du corps vivant.

Il s'agit de savoir si ces fluides organiques offrent, au point de vue chimique, une résistance plus grande que les solides. Liebig paraît avoir admis l'affirmative, puisqu'il attribue aux parties solides, sous le nom de force vitale, une puissance opposée aux agents chimiques dont les fluides sont privés. En effet, sans cette hypothèse, comment pourrait-il expliquer que les fluides échappent, sans le secours de la force vitale, aux agents chimiques? Faudrait-il croire à une émanation transcendante, mystique, de la force vitale, à une sorte d'épanchement qui la fait passer des solides aux liquides ?

Les relations dont il s'agit sont parfaitement explicables sans passer par l'intermédiaire de l'hypothèse d'une force vitale.

Si les fluides stagnants (1) restent inaltérables au contact des formes vivantes, tandis qu'ils se décom-

(1) Il sera question plus loin des humeurs circulantes, du sang et de la lymphe.

posent sans ce contact, toutes choses égales d'ailleurs, nous devons en conclure que, sous l'influence de la sécrétion et de la résorption, l'état de ces fluides est maintenu suivant des lois chimiques. Nous avons dit ce que devient un sirop de vin fermentescible, si l'on enlève le ferment à mesure qu'il se forme, et si on le remplace par du jus nouveau; eh bien, l'hypothèse d'une activité sécrétante et résorbante de la paroi qui entoure le fluide organique n'a rien d'incompatible avec les phénomènes anatomiques, physiologiques et pathologiques.

La tendance à la décomposition dépend de la constitution chimique des liquides : le lait, le vin, les huiles, l'alcool se comportent très-inégalement. Plus un liquide enfermé dans le corps est riche en éléments propres à l'organisme, plus il se décompose facilement; l'échange qu'il contracte avec la paroi résorbante ou sécrétante est d'autant plus actif que ces éléments constitutifs sont nombreux. Cette activité elle-même est ainsi en rapport avec l'étendue de l'enveloppe; il s'ensuit que la décomposition du liquide est proportionnelle à la surface de la membrane qui lui sert de récipient.

La faculté décomposante, et la surface sont au minimum dans les liquides normaux de l'œil, dans les humeurs aqueuse et vitreuse et leurs enveloppes respectives. Elles sont encore faibles dans beaucoup de transpirations hydropiques, dans l'hydropisie du sac, dans l'hydrocèle. Si, après plusieurs paracentèses du ventre ou de la poitrine, le fluide s'enrichit en matière organique, la peau séreuse s'épaissit et devient plus sanguine.

Le fiel et le lait fermentescibles sont entourés de membranes muqueuses riches en vaisseaux, dans lesquelles ils peuvent se conserver longtemps malgré l'absence de sécrétion.

La constitution anatomique et physiologique des parois des abcès ressemble à celle des membranes muqueuses ; l'ouverture d'un abcès appelle l'oxygène atmosphérique sur la substance purulente, et active la décomposition de celle-ci ; pour éviter la pourriture, il faut régénérer le sang des parois et activer l'échange entre les parois solides et les fluides. Il suffit de rappeler ici l'opération de l'empyème, l'ouverture des grands abcès lymphatiques et des abcès lombaires.

Si l'action pathologique locale dure quelque temps, si elle s'étend, elle sollicite toute la masse à se décomposer ; alors une partie du sang des parois éprouve constamment des modifications anormales, pour empêcher la pourriture du pus ; et ces altérations, devenues générales, dégénèrent en fièvre de consomption.

Si le pus, en cheminant et en s'étendant, vient au contact d'un os, il est séparé de son enveloppe protectrice, et entre en pourriture. L'os est à son tour englobé dans la putréfaction, ou bien, dans les cas les plus favorables, il se recouvre d'une peau riche en vaisseaux, il granule, et le pus trouve un meilleur aliment.

Les extravasements de sang, qui ne sont pas résorbés en peu de temps, ne peuvent échapper à la pourriture par inflammation et fermentation, que grâce au contact d'une paroi vasculaire, et à l'activité croissante de la sécrétion et de la résorption. La décomposition est inévitable dans les tampons des cavités nasales et génitales, et dans les restes de placenta.

La loi du rapport existant entre la décomposition d'une part, et une action chimique indispensable d'autre part, ne s'applique pas seulement aux humeurs stagnantes accumulées dans l'état pathologique, mais aussi à tous les fluides (1), à leurs transformations, à l'organisme entier et à la nourriture.

La formation de l'acide carbonique dans le sujet vivant, comme expression de l'alimentation, ne peut cesser en un point, sans que l'être anime ne soit amené vers la dissolution. Le minimum physiologique de l'action chimique doit prendre des valeurs différentes pour différentes températures ; la décomposition des substances animales est comme la fermentation alcoolique ou acide, plus énergique par la chaleur que par le froid. Des ani-

(1) Les parties solides de l'organisme dans les circonstances ordinaires, et à l'exclusion de l'oxygène libre, n'ont qu'une tendance insignifiante à la décomposition.

maux qui, au repos, ne produisent que la quantité d'acide carbonique nécessaire à l'entretien de leurs humeurs, c'est-à-dire des animaux qui se contentent de la moindre action chimique, forment plus d'acide carbonique quand ils ont chaud que lorsqu'ils ont froid. C'est pour cela peut-être que, chez les animaux à sang froid et les mammifères, la quantité d'acide carbonique croît avec la température pendant le sommeil d'hiver, suivant les observations de *Tréviranus* et d'autres ; tandis que le contraire a lieu chez les animaux dont la température propre ne varie pas.

Puisque nous regardons l'action chimique, l'alimentation, comme le principe de la stabilité de l'organisme vivant, nous ne pouvons que rejeter l'idée de la force vitale, dans le sens que lui attribuent *Liebig*, *Autenrieth*, *Hunter*, etc. Quant à l'hypothèse de la dépense de cette force vitale pour produire des effets mécaniques, elle nous paraît encore plus risquée que l'hypothèse d'une force occulte, existant par elle-même.

Liebig dit (p. 248) : « Quelque étroitement liées « que puissent paraître à l'observateur, les condi- « tions du dégagement de chaleur et du développe- « ment d'effet mécanique, la chaleur ne peut en « aucune façon être considérée comme une source « d'effets mécaniques.

« Toutes les expériences prouvent que, dans l'or- « ganisme, il n'y a qu'une source d'effet mécanique,

« et cette source est la transformation de substances « vivantes en substances privées de vie. » . . . . .

. . . .

« La cause de consommation est *l'action chimique* « *de l'oxygène;* sa manifestation dépend d'un déga- « gement de chaleur, comme *l'effet mécanique* dé- « pend d'une consommation de force vitale.

« *L'acte de la consommation se nomme nutrition ; il* « *résulte de l'introduction de l'oxygène dans les parties* « *vivantes du corps : cette introduction se fait quand* « *la force vitale oppose à l'action chimique de l'oxy-* « *gène une résistance moindre que l'énergie même de* « *cette action ; cette résistance inférieure est due au* « *dégagement de chaleur ou au mouvement effectué,* « *par la force active dans les parties du corps.* »

Si Liebig ne déclare pas que la production d'un effet mécanique correspond à une dépense de chaleur, c'est qu'il substitue la force vitale à la chaleur, dans le phénomène des mouvements organiques. Alors la chaleur qui, dans une machine à vapeur, élève un million de livres à un pied de hauteur, doit être *équivalente* à la force vitale d'un homme, d'un cheval, etc., produisant le même travail; réciproquement la chaleur de frottement dégagée par l'animal aura son *équivalent* de force vitale (V. Liebig, p. 33). Dans la machine à vapeur, la cause de l'effet mécanique est la combustion ; dans l'animal, c'est la force vitale, c'est-à-dire la résistance des parties vivantes contre l'action chimique; d'où il suit que cette résistance est équivalente à l'acte de la combustion. Il existe en effet des substances, comme la gadolinite, l'oxyde de chrôme, de fer, le zircone, les antimoniates de cuivre et de zinc, etc., qui peuvent résister plus ou moins à des actions chimiques, et cette résistance correspond alors soit à une combustion, soit à un développement de force ou de chaleur. Mais ces substances acquièrent leur pouvoir de résistance en dégageant de la chaleur; d'après Liebig au contraire les parties vivantes perdent ce pouvoir en produisant des efforts. Aussi longtemps qu'on n'aura pas découvert une substance qui, contrairement à celles que nous venons de nommer, résistera moins aux actions chimiques, en développant de la chaleur ou un effet mécanique, l'hypothèse de Liebig a contre elle l'analogie.

Toutefois, cette hypothèse est réfutée encore par d'autres raisons. Un effet n'existe jamais par lui-même; une cause ne peut s'anéantir sans léguer un effet correspondant. La combinaison binaire du carbone et de l'oxygène ne peut s'effectuer, les oxydes de chrôme, de fer, etc., ne peuvent résister aux agents chimiques, sans qu'il y ait un dégagement de chaleur ou production de toute autre force équivalente.

Liebig dit encore (p. 249) : « La quantité de force disponible pour produire des effets mécaniques doit être égale à la quantité de force vitale de toutes les formes appropriées à la nourriture. »

Quel sera donc l'effet de cette force après la mort? D'après la théorie de Liebig, le cadavre, avant d'entrer en putréfaction, devrait développer une grande somme d'effet mécanique ou de chaleur: il n'en est rien (1).

Si Liebig, en traitant la question « du phénomène des mouvements organiques des animaux», avait mesuré exactement l'objet de sa recherche, c'est-à-dire le travail ou l'effet mécanique, tout son travail se fût sans doute éclairé d'une tout autre lumière. Suivant cet auteur (p. 206), l'effet d'une force motrice est égal, au moment de la force, au produit de la masse par la vitesse, à la quantité de mouvement; tandis que le moment du mouvement est égal au produit de la masse par la hauteur de la chute, au produit de la masse par le carré de la vitesse, à la force vive du mouvement, enfin à l'effet mécanique. Eh bien, ces deux quantités complétement différentes savoir, produit de la masse par la vitesse, et produit de la masse par le carré de la vitesse, le moment de la force et le moment du mouvement se trouvent confondus par *Liebig* (p. 207), et même il les appelle des synonymes (p. 253)! Il comprend même, sous ces dénominations, des objets qui, d'après ses définitions, ne sont ni des moments de forces, ni des moments de mouvement; au lieu de

(1) Que devient la force vitale après la mort? — Rien. — Donc la force vitale n'est rien. « Nil fit ad nihilum : » une force ou cause qui disparaît sans avoir agi n'est pas une force.

la grandeur du travail mécanique telle qu'elle est indiquée par *Daniel Bernouilli*, *Liebig*, évalue un travail spécial au point de vue économique, d'après *Coulomb*, ce qui n'est pas applicable ici. Ces inexactitudes nous empêchent de voir clair dans les calculs exposés p. 253-256.

Liebig attribue le sommeil à un acte végétatif important; il considère les nerfs comme les conducteurs et propagateurs des effets mécaniques (1), toutefois son affirmation est douteuse (p. 224); enfin sa théorie des maladies conduit à ce résultat que, dans la fièvre, la génération de la force (effet mécanique et chaleur) augmente.

Certes pour longtemps encore on ignorera la véritable explication de l'état maladif, et la théorie de *Liebig* sur la maladie, quoiqu'elle ait éveillé des espérances *sanguines* chez des médecins, ne nous a pas avancés d'un seul pas vers le but; de même que les recherches de *Lotze*, *Wunderlich* et autres, sur ce point scientifique, n'ont abouti qu'à des résultats négatifs. Il est plus facile de gagner un quaterne que

(1) Pendant le sommeil, suivant *Liebig*, la force vitale, usée par l'activité mécanique, est restituée. Le cœur qui ne dort pas ne peut produire de force; la force lui est apportée par les nerfs, comme par des fils conducteurs. Le travail du cœur devrait donc dépendre beaucoup plus de l'intégrité des nerfs, que celui des muscles, dont le sommeil est périodique. De plus l'activité du cœur pendant un travail pénible, surtout chez les sujets faibles, devrait être moindre; pendant le sommeil il devrait être augmenté. C'est le contraire qui a lieu.

de deviner, à l'aide de suppositions, les procédés secrets de la nature.

L'addition de l'oxygène atmosphérique et la formation ou la destruction des composés binaires, dans l'organisme animal, constituent une action chimique ; nous avons appris à considérer la production de la chaleur et de l'effet mécanique comme un résultat de cette action.

Pour s'assurer du *lieu* où se fait la combustion, l'observation thermométrique des organes et des diverses sortes de sang paraît le moyen le plus simple.

L'introduction d'air froid, et la vaporisation de l'eau, soustraient constamment de la chaleur aux poumons; or, la température des poumons n'est pas inférieure à celle des autres organes du centre, mais le sang inspiré est encore beaucoup moins froid que le sang veineux; d'où l'on pourrait conclure au développement de la chaleur dans les poumons.

D'après *Holtzmann*, 1 gr. d'eau à 37°,5 exige 564 colories pour se vaporiser. La quantité d'eau vaporisée dans les poumons en 24 heures, étant d'une livre, absorbe 282,000 calories. Si l'on admet en outre, que 12,000 centimètres cubes d'air par minute sont échauffés de 20° C dans les poumons, la capacité calorifique de l'air étant égale à 0,267, et son poids spécifique 0,0013, l'absorption journalière sera de 120,000°, ou 402,000 calories.

Le volume de sang fourni par systole, étant au minimum de 100 centimètres cubes, et le nombre de pulsations par minute étant de 70, il passe en un jour 10,080,000 centimètres cubes par les poumons.

Le calorique et le poids spécifiques du sang, étant supposés les mêmes que ceux de l'eau, le sang des artères pulmonaires sous une température extérieure de 17°,5 posséderait $\frac{1^\circ}{25}$ de plus que celui des veines pulmonaires, si les poumons ne dégageaient pas de chaleur.

Si l'effet mécanique produit par le ventricule droit se transforme en chaleur dans les poumons, cette chaleur de frottement du sang des poumons est de 29,809 calories ; cette quantité étant soustraite des 402,000 calories absorbées, on trouve qu'une différence de température des deux espèces de sang sera de $\frac{1}{27}$ de degré.

Mais si l'on pose comme ci-dessus (p. 55) la capacité du cœur égale à 150 cent. c., la différence ne sera pas plus de $\frac{1}{42}$.

D'un autre côté, si l'on suppose que la chaleur se produit exclusivement dans les poumons, et qu'elle corresponde à l'action chimique maxima, c'est-à-dire à la combustion journalière d'une livre de charbon, ou à 4,279,000 calories, on pourrait trouver dans les poumons, après déduction de 402,000 calories absorbées, 3,877,000 calories sensibles.

Avec une capacité du cœur très-petite et égale à

100 cent. c. la température du sang des veines pulmonaires est de $\frac{2°}{5}$ plus élevée que la température du sang des artères pulmonaires ne devrait être; avec une capacité de 150 cent. c. la différence de température comporterait $\frac{1°}{4}$; et la chaleur des poumons devrait d'autant plus surpasser la chaleur des autres organes intérieurs.

Les recherches faites sur la différence de température des deux espèces de sang n'ont pas fourni de résultats concordants. Or les rapports de circulation et d'oxydation sont nécessairement troublés chez un animal soumis à la vivisection; et les principales cavités du corps très-riches en sang, protégées contre le refroidissement (ainsi que le sang qui s'en échappe), doivent toujours avoir une température plus élevée, que les organes extérieurs et que le sang qui en revient; d'où il suit que les différences de température observées dans les branches particulières des artères et des veines (1) (différences qui, dans beaucoup de cas, dépassent le maximum calculé de $\frac{1}{4}$ et de $\frac{2}{5}$ degré) ne sont point propres à distinguer le lieu du développement de la chaleur.

L'action chimique et le développement de la force ont donc lieu aussi bien dans les poumons que dans

(1) L'auteur a trouvé le sang de la carotide de 1 à 2° R. plus chaud que le sang des veines jugulaires; au contraire il n'a pu apprécier aucune différence entre les espèces de sang des deux moitiés du cœur.

les autres parties du corps. Le sang prend dans les poumons de l'oxygène, et le charrie dans toutes les parties du corps : la dépense de cet oxygène constitue l'action chimique. La suspension de la respiration arrête le changement de couleur du sang, ainsi que la production de chaleur et le mouvement des muscles. A quelles parties de la masse se combine l'oxygène atmosphérique du sang artériel? quelles substances servent de combustible à l'organisme?

L'action chimique se fait-elle dans les cavités sanguines, ou bien s'étend-elle au delà des parois des vaisseaux, sur les parties solides?

Une grande partie du sang qui aboutit au ventricule gauche du cœur revient à l'oreillette sans avoir quitté les vaisseaux dans son parcours à travers le corps; par l'action du cœur, le sang exerce une pression constante sur les parois des vaisseaux, et la partie la plus fluide est poussée hors des canaux.

Dans le réseau des vaisseaux capillaires la pression hydrostatique du sang contre les parois doit être à peu près uniforme, et cette pression empêchera le sang comprimé de rentrer dans les cavités des vaisseaux; tandis que les tendances endosmotique et exosmotique (pour autant qu'il n'y ait pas de section) se font équilibre ; mais il y a d'autres canaux dans lesquels ne se transmet pas la pression venant du ventricule, et qui sont prêts à recevoir le fluide sorti, la lymphe (1) ; ces canaux composent le système des vaisseaux lymphatiques.

Il n'y a pas de doute que la graisse et la régénération des parois ne peut se faire qu'à l'aide de la protéine et du liquide salé, sortant des vaisseaux.

La question est de savoir si le liquide joue ou non un rôle important dans la combustion dont il s'agit. Pour la décider, il faut considérer la quantité de lymphe qui se sépare du sang. Dans une vivisection, où fut tranché le *ductus thoracicus* d'un chien de taille moyenne qui venait de manger, *Magendie* obtint en cinq minutes $\frac{1}{2}$ once ou 15 cent. c. de lymphe, dont il faut déduire le chyle. Rapportons cette quantité à un homme en bonne santé; nous pouvons affirmer qu'en cinq minutes il pourra produire plus de 100 cent. c. de lymphe pure. Dans le même

(1) Muller a démontré la relation entre le fluide sanguin et la lymphe. La lymphe, sortant des vaisseaux sanguins, est poussée jusqu'à l'entrée assez lointaine des vaisseaux lymphatiques, et ensuite dans ceux-ci, grâce au choc imprimé aux parties solides des organes par la pression venue du cœur.

Dans le parcours ultérieur, l'aspiration pectorale augmente par un effet de soupape la pression hydrostatique de la lymphe contre les parois, de la branche principale par le rétrécissement du *lumen*, que présente le canal thoracique suivant ses ramifications; il s'ensuit que le retour de la lymphe dans le système des vaisseaux sanguins est très-facile, favorisé qu'il est encore par l'aspiration du cœur dans le voisinage du vestibule droit.

Il est clair aussi que tout obstacle à la respiration et à la circulation, soit par l'affaiblissement de la respiration pectorale, soit par l'augmentation de la pression hydrostatique du sang, dans la veine gauche *subclavienne*, doit arrêter le mouvement de la lymphe, et occasionner des épanchements œdémateux.

temps le ventricule gauche, dont la capacité est 100, fournit une quantité 350 fois plus forte de liquide.

On peut conclure, de ces déterminations approximatives, dans lesquelles l'action des organes de sécrétion échappe au calcul, que, du liquide fourni par le ventricule gauche, pas un centième (peut-être à peine un millième) n'abandonne les vaisseaux, et que pour 100 parties de liquide circulant, 99 et une fraction abandonnent le chemin du cœur gauche au cœur droit, en se précipitant dans les canaux du système des vaisseaux sanguins.

Les données physiologiques nous apprennent que le sang qui vient du cœur, dans les animaux à sang chaud, sans admission d'oxygène renouvelé, n'est pas en état d'entretenir dans le corps la fonction chimique, et que l'oxygène absorbé par le sang, dans les poumons, est toujours (ou presque toujours) entièrement employé, dans chaque circuit, à l'entretion de l'action chimique.

En admettant même que l'oxygène atmosphérique introduit dans le corps par les poumons soit réparti uniformément dans le liquide sanguin; en d'autres termes, si, malgré toutes les données de la physiologie et de la chimie, on niait que les corpuscules sanguins exercent, sur la fonction chimique, une influence considérable en faveur de la lymphe, il serait encore permis de croire que moins de la centième partie de l'oxygène atmosphérique sort des cavités cellulaires, ou bien, *qu'en dehors des parois des vaisseaux, il ne se fait pas un centième de l'action oxydante dans le reste du corps.* Cette proposition est confirmée directement par des considérations physiologiques. Dès que l'oxydation cesse, la chaleur et l'effet mécanique cessent nécessairement et immédiatement, et la pourriture commence. C'est ce qui arrive en général, par exemple, après la clôture des canaux respiratoires, et localement, aussi bien après la ligature des artères que des veines (*Segalas*).

La fermeture du *canal thoracique* au contraire agit tout autrement que le canal respiratoire; elle n'occasionne qu'une transpiration lymphatique et l'anéantissement du *chylopœse.*

Mais comme le mouvement du plasma qui se trouve au dehors des vaisseaux sanguins après la ligature du conduit thoracique doit avoir un but, et comme l'oxydation ne se continue pas moins, il faut en conclure que cette liqueur externe n'a jamais qu'un rôle extrêmement subalterne dans l'oxydation vitale. Le foyer de la combustion est la cavité du système des vaisseaux sanguins, et le sang, fluide qui brûle lentement, est l'huile dans la lampe de la vie.

On ne peut méconnaître que les parties solides de l'organisme, les parois des vaisseaux, et indirectement les tissus, particulièrement les tissus nerveux, ont une influence très-grande sur la métamorphose chimique du sang, — influence par laquelle est exaltée l'énergie de la combustion, ou de l'affinité.

On sait, par de nombreux exemples, que la seule présence de certaines substances suffit pour produire des actions chimiques, sans que ces substances prennent part à la transformation.

Pour donner, à cette influence constatée, un nom exempt de tout caractère hypothétique, on peut l'appeler *influence de contact.* On parle quelquefois de force ou d'effet catalytique; mais si l'on entend par force la cause mesurable proportionnelle à un effet mesurable (1), on ne peut attribuer au phénomène en question une force spéciale, par des raisons faciles à saisir.

Rougi par l'oxygène, le sang abandonné à lui-même garde sa couleur claire sans altération pendant un temps assez long ; mais il la perd instantanément en passant par les vaisseaux capillaires ; ainsi le sang se modifie chimiquement au contact des parois des vaisseaux, mais l'influence de ceux-ci n'existe que dans les canaux les plus minces, où la surface de contact, comparée à celle des plus gros canaux, est en quelque sorte infiniment agrandie. Cet épanchement capillaire du sang a lieu aussi bien dans les poumons que dans le corps : et il en résulte que

(1) Catalytique est une force qui n'a aucun rapport de grandeur avec l'effet supposé. Une avalanche se lance dans la vallée ; le choc du vent, ou le coup d'aile d'un oiseau est la *force catalytique* qui donne le signal de la chute et étend les ravages au loin. Le *catalytique*, ou le *paralytique*, de cette force appartient à la *logique*, ou à la *loi de la cause.*

les conditions du procédé chimique existent dans un cas comme dans l'autre.

Le sang vivant se compose de deux parties qu'il faut bien distinguer mécaniquement, chimiquement et physiologiquement : le plasma fluide, *liqueur sanguine*, et les globules, qui ont la forme pulvérulente.

La liqueur n'absorbe pas, ou du moins absorbe peu d'oxygène, tandis que les globules en sont très-avides. Ce sont donc les globules qui s'emparent de l'oxygène atmosphérique dans les poumons; l'action chimique vitale repose principalement sur ce que l'oxygène, résorbé par les globules sanguins, s'unit aux particules combustibles du sang pour former de l'acide carbonique et de l'eau. Les globules accomplissent sous ce rapport dans le procédé vital, commel'oxyde azotique dans la préparation de l'acide sulfurique. le rôle de véhicule de l'oxygène.

On ne peut guère douter que la matière organique des globules ne prenne part à la combustion, et qu'elle n'entre peu à peu dans les combinaisons binaires; mais une grande partie du combustible provient aussi de la partie fluide du sang.

Si l'on évalue à 20 livres la quantité moyenne de sang d'un homme, et la quantité normale des globules d'après Andral à 127/1000, on aura 1270 gr. de globules, dont la contenance en carbone, à raison de 50 p. 100, est de 635 grammes. Si la production d'acide carbonique devait se faire aux dépens des globules seuls, la masse de ceux-ci serait consumée et renouvelée en deux jours environ.

Dans l'anémie, la proportion des globules n'est que moitié, suivant Andral, quelquefois même seulement 1/6 de la quantité normale ; le renouvellement total de cette substance devrait donc être accomplie alors dans un temps plus court (1). Une métamorphose physiologique si rapide ne peut s'accorder avec la difficulté bien connue avec laquelle les globules se reproduisent.

Les globules possèdent, comme le carbone et autres substances poreuses, la faculté de résorber des gaz ; l'oxygène est bien plus attiré par eux que l'acide carbonique ; c'est là le fondement de l'action physiologique de ces particules organiques. *Liebig* attribue cette propriété au fer ; il pense que dans le sang noir le métal est à l'état d'oxydule, et dans le sang rouge à l'état d'oxyde ; — théorie ingénieuse et exacte, avec laquelle toutes les proportions chimiques et physiologiques concordent.

(1) Dans des circonstances identiques, l'introduction de l'oxygène, l'action oxydante, et la production de chaleur doivent diminuer en même temps que le nombre de corpuscules de sang ; mais la nature trouve moyen de combattre cette défection de l'action chimique ; la pulsation du cœur devient fréquente et violente, la circulation est accompagnée de bruits particuliers, la respiration est forcée, chaque corpuscule prend l'oxygène avec plus d'énergie, et souvent ces malades ont un aspect coloré. Cela explique les états pléthoriques des chlorotiques, symptôme complexe, qui a été nommé la *fièvre blanche.*

Si le sang noir est en contact avec l'oxygène, les globules se colorent par là en rouge, en prenant de l'oxygène; au contraire le fluide sanguin privé de fer reste indifférent. L'oxygène artériel introduit peut se combiner de deux manières avec la matière organique, et former de l'acide carbonique et de l'eau.

Cela peut arriver d'abord par surabondance d'oxygène; ensuite par la simple influence du contact des parois des canaux et des organes (1).

Dans le premier cas, par exemple, si le sang se trouve en contact intime et répété avec beaucoup d'air atmosphérique par des secousses, le sang reste rouge clair, et l'acide carbonique formé est séparé à l'état gazeux.

Dans le second cas, le sang devient noir et l'acide carbonique formé est absorbé par des globules.

Ces deux conditions du transfert de l'oxygène à la substance organique se réalisent à la fois dans les poumons, savoir, l'excès d'oxygène, et l'influence du contact. Dans ces circonstances, une partie de l'oxygène introduit doit passer par le sang rouge comme par un tamis, tandis que le reste demeure dans les globules et les colore en rouge; la première partie forme avec la matière organique du sang, de l'a-

(1) Peu à peu cette action a lieu aussi d'elle-même dans le sang tiré des artères.

cide carbonique et de l'eau ; l'autre partie prend la place de l'acide carbonique veineux des globules, et tout l'acide carbonique est expulsé par l'excès d'oxygène, peut-être suivant la loi de diffusion (?).

Au contact des capillaires des poumons, la proportion de charbon et d'hydrogène contenue dans le sang en mouvement et qui en extrait de l'oxygène, a une influence sur les globules : on prévoit que ces derniers ne se saturent pas complétement dans les poumons; par exemple, les poumons d'un enfant mort-né deviennent plus rouges, en y soufflant de l'air, que les poumons sains par respiration.

Tout individu, pendant sa vie, peut être soumis à certaines modifications extérieures; il faut, pour que la vie et la santé ne souffrent pas, tantôt que l'acte chimique s'active, tantôt qu'il se ralentisse; l'oxygénation des globules dans les poumons, et leur réduction dans le corps, doivent varier suivant les différentes circonstances : l'action chimique totale doit osciller dans des limites dont l'étendue est la base de la santé.

Des observations faites dans l'armée m'ont appris à connaître le rôle joué par les globules dans l'acte de la combustion. Dans une traversée de 100 jours, un équipage composé de 28 personnes n'avait eu aucun cas de maladie importante ; peu de jours après notre arrivée à Batavia, la plupart des hommes furent pris d'une affection aiguë des poumons. Je fis d'abondantes saignées, et le *sang de la veine du bras était extraordinairement rouge, à tel point que je croyais avoir rencontré une artère.* En même temps, le sang était très-riche en fibrine (1), le caillot restait attaché aux parois du vase, et, après 12 à 16 heures, il n'offrait que quelques cuillers de sérum limpide ; mais il n'y avait pas de *coine inflammatoire.* Après trois semaines, pendant lesquelles nous avions vogué vers *Surabaya*, les douleurs de poitrine disparurent, mais il y succéda des dyssenteries et des douleurs de ventre, qui accompagnèrent notre vaisseau, ainsi que la contagion due aux négresses, jusqu'au cap de Bonne-Espérance.

Les médecins militaires de l'hôpital Simpang, à *Surbaya*, m'ayant appris que la saignée des Européens acclimatés était dangereuse, je me bornai presque constamment à des extractions locales. Après notre arrivée à *Java*, je pratiquai sur un matelot très-robuste, pris de douleurs de ventre, une abondante ouverture de la veine, et je trouvai une couleur normalement noire au sang.

D'après les lois admises jusqu'ici, la différence de température entre l'organisme et le milieu ambiant doit être en rapport avec la différence de couleur des deux sortes de sang des artères et des veines.

(1) Un matelot nommé Bornet fit une grande exception. Il n'avait pas de douleurs de poitrine, mais il fut atteint d'une forte *iritis* syphilitique, contre laquelle entre autres deux ouvertures de la veine furent faites. Le sang était riche en *cruor* noir, et pauvre en *fibrine.*

Plus cette différence de température est grande, ou bien plus il y a de force produite, plus grande sera aussi la différence de couleur; et plus la différence de température est légère, moins la couleur diffère. Cette différence de couleur exprime la consommation d'oxygène, ou l'énergie de la combustion dans l'organisme.

Nous rappelons ici la relation entre la température et la couleur des animaux à sang froid, tels que la marmotte, le fœtus, et la couleur rouge du sang, observée par *Thackrah*, en ouvrant la veine du sujet dans un bain chaud; enfin la différence de couleur du sang veineux dans les différentes saisons, connue depuis *Autenrieth*. Les observations que nous venons de rapporter appartiennent à cette dernière catégorie. En pleine mer la différence de température était de plus de 15°, l'air était frais et agité; tandis que près des côtes de Java la différence allait à peine à 5°, l'air était rarement agité, et souvent au calme plat.

La nature devait donc diminuer l'action chimique, et cela s'effectuait par la réduction partielle des globules artérielles dans les capillaires du corps, de là la couleur artérielle du sang veineux.

Un long séjour dans les zones chaudes donne d'autres relations; par suite d'une influence variable des parois des poumons, sur le sang contenu dans leurs capillaires, et d'une modification inconnue de l'organe; probablement aussi à cause d'une altération chimique des globules, ceux-ci deviennent, chez les individus acclimatés, les véhicules d'une masse moindre d'oxygène ; et, tandis qu'auparavant le sang veineux s'approchait du rouge du sang artériel, le sang artériel devient semblable par sa noirceur au sang veineux des zones chaudes ; la rougeur des joues se perd, et l'acclimaté prend le teint connu sous le nom d'atrabilaire.

La feuille de la plante transforme un effet mécanique donné, la lumière, en une autre force, en différence chimique ; de même le muscle produit l'effet mécanique aux dépens d'une différence chimique effectuée dans les vaisseaux capillaires.

La chaleur libre ne peut remplacer chez la plante les rayons solaires, ni chez l'animal l'action chimique ; tout mouvement animal exige une dépense d'oxygène, et une production d'acide carbonique et d'eau ; tout muscle, auquel on refuse l'oxygène atmosphérique, cesse de fonctionner.

Pendant que les fibres fléchissent, que les muscles se contractent sans changer de volume, il se produit un travail tantôt considérable, tantôt faible ; il y a en même temps, dans les capillaires des muscles une oxydation à laquelle correspond un dégagement de chaleur ; une partie de cette chaleur est rendue *latente* par l'action du muscle, ou bien elle est dépensée ; alors cette dépense est proportionnelle au travail ou au produit du poids soulevé, par la hauteur ;

ou encore au produit du poids mis en mouvement par le carré de la vitesse ; ou bien enfin cette dépense est proportionnelle à l'effet mécanique engendré.

Le muscle, pour parler suivant la terminologie usitée, dépense de la chaleur à l'*état naissant* pour produire son travail.

Quant à la manière dont l'organe des muscles accomplit la métamorphose d'une différence chimique en effet mécanique, nous n'en savons rien. Dans des cas nombreux les métamorphoses de la matière et des forces, dans les voies organiques ou inorganiques, se font sous nos yeux, et cependant chacune de ces actions est un mystère pour l'esprit humain. La délimitation nettement tracée des connaissances humaines est d'une haute valeur pratique pour la science ; tandis que les tentatives pour pénétrer dans les profondeurs de l'ordre universel par des hypothèses, sont une voie latérale offerte aux efforts des adeptes.

Connaissant le travail d'un muscle, on connaît aussi par là même l'énergie de l'action chimique ; mais la plupart des mouvements volontaires résultent d'une combinaison de muscles assez nombreux : le travail accompli par un seul et même muscle, dans différentes contractions, est si variable, qu'il est difficile de l'évaluer dans tous les cas particuliers.

Nous avons proposé, sur le travail et la dépense du cœur, des calculs (p. 57) approximatifs ; essayons de comparer le travail de certains muscles, par exemple ceux des cuisses, en nous servant des données connues de *Valentin* (Leçons de physiologie de l'homme, 169). Supposons qu'un homme solide, posé sur un pied, puisse, par une contraction convenable de ces muscles, élever le poids de son corps à un pouce de hauteur; alors le point de la plante du pied correspondant au tendon d'Achille est à 1 $\frac{1}{2}$ pouce du sol. Soit 150 livres le poids du corps humain : le travail effectué par une seule contraction des muscles *gastrocnemius*, *soleus* et *plantaris*, est égal à 6,250 gr. élevés à 1 pied, ce qui équivaut à la combustion de 0^{gr},646 de carbone ou 5, 53 calories. Le poids des trois muscles désignés est, d'après Valentin, de 896^{gr}, 9 : d'après cela la masse de sang rouge contenu dans les capillaires de ces muscles est au minimum $\frac{1}{15}$ de la masse de viande ou 60gr.; le carbone, la fibrine et l'albumine comportent 2^{gr}, 7 : il s'ensuit que le carbone consommé par une seule contraction énergique est environ $\frac{1}{4200}$ du carbone contenu dans le plasma capillaire du muscle agissant.

La quantité d'oxygène nécessaire pour brûler les 0^{gr},646 de carbone ci-dessus est 1,7 milligrammes; admettons avec *Liebig* que le fer soit à l'état d'oxyde dans le sang rouge, et à l'état d'oxydule dans le sang noir, et nous trouvons que les 48 milligrammes d'oxyde de fer contenus dans 60 grammes de sang rendent, par leur passage dans les vaisseaux capillaires des muscles désignés, 4,8 milligrammes d'oxygène, ce qui fait à peu près le tiers de la quantité exigée.

Dans ce calcul, il faudrait encore considérer qu'une partie de l'oxygène employé se combine avec l'hydrogène et forme de l'eau, ce qui donne un peu plus de chaleur que la formation de l'acide carbonique (à peu près dans le rapport de 4 à 3). Ensuite, la réduction de l'oxyde de fer en oxydule, et la réunion de l'acide carbonique formé avec l'oxydule, dissimulent d'un côté, et dégagent de l'autre, une certaine quantité de chaleur. Ajoutons enfin que nous ne connaissons pas le pouvoir émissif des substances organiques ; nous ne pouvons l'évaluer que par leur richesse en carbone et en hydrogène, et nous ignorons ainsi en particulier le rôle joué par la totalité de l'oxygène dans la production de la chaleur. Par ces raisons diverses les résultats ne sont qu'approximatifs ; mais le travail des muscles est assez grand, et la masse de sang correspondante à l'action chimique est assez petite, pour conclure des nombres qui précèdent que l'action chimique a une activité plus que suffisante pour satisfaire à la dépense exigée par le travail ; et très-probablement le muscle, même dans son plus grand état de contraction, ne pourrait, sans un supplément de chaleur libre, transformer en travail toute la force développée par l'action chimique, en d'autres termes : le travail chimique est plus grand que le travail utile. La même chose a lieu dans les appareils de mouvements inorganiques, les machines à vapeur, et les armes à feu.

Le travail du ventricule gauche équivaut à l'élévation de 1000 gr. à un mètre par minute ; à égalité de masses, le travail des jambes serait à celui du cœur = 6250 × 136 : 1000 × 896,9 = 20 : 21.

En reliant ce résultat aux mesures myodynamiques de *Schwann* et autres, on est conduit à la proposition suivante : *le travail moyen d'un muscle, pour une seule contraction, est proportionnel à la masse du muscle, ou au produit du nombre de ses fibres primitives par leur longueur.*

Ce principe se recommande par sa simplicité et sa probabilité intrinsèque, mais n'est pas applicable au travail *continu* de différentes parties des muscles.

Le poids du ventricule gauche d'après Valentin est de 136 gr. ; celui de tout l'ensemble des muscles de 32,000 gr., soit 202,000 livres le travail journalier du ventricule ; 1,850,000 livres, celui des autres muscles, le premier sera au second comme :

$$202{,}000 \times 32{,}000 : 1{,}850{,}000 \times 136 = 25 : 1$$

c'est-à-dire que le travail du cœur, en ayant égard aux masses, est égal à 25 fois celui de tous les muscles quelconques ; et même pendant le temps du travail du corps, compté à raison de 8 heures par jour, le cœur est encore plus de huit fois plus actif.

Comparé au travail d'un groupe unique de muscles, le cœur a une prépondérance évidente.

On peut s'en convaincre facilement. Par exemple, en se posant sur un pied, si l'on élève le talon à 1 pouce et demi, au moyen des muscles *gastrocnemius*, *soleus* et *plantaris* — sans se servir du muscle *tibialis posticus*, *péronée long et court*, — le travail exécuté, et que personne ne trouve difficile, correspond à peu près à une *systole ;* mais si l'on voulait continuer ce travail isochroniquement avec le pouls, on serait bientôt obligé de renoncer à cette concurrence avec le cœur, car les muscles, comme perclus, refuseront d'obéir à la volonté la plus énergique; après une courte pause, le travail pourra recommencer et ainsi de suite. Chacun connaît ce phénomène, ainsi que son importance physiologique; elle résulte des faits que nous avons exposés. Le travail des muscles suppose une provision correspondante d'oxygène atmosphérique du sang artériel; comme le remplacement de ce qui est détruit exige un certain temps, la somme de travail a une limite, qui ne peut être dépassée pendant une période donnée; l'action doit cesser dès que la provision des globules sanguins artériels est usée dans les capillaires des muscles. Pour une seule contraction, la capacité de travail est à peu près proportionnelle à la masse du sang artériel qui réside dans les capillaires du muscle au repos. — Cette provision de sang est à son tour proportionnelle à la masse des muscles; — mais quand il s'agit de la somme des travaux à développer par un muscle, dans un temps plus ou moins long, la masse de sang existante à l'origine perd son importance, et c'est la facilité plus ou moins grande du remplacement continu qui prend sa place ; en d'autres termes :

La faculté productive du muscle dépend uniquement de la masse du sang circulant. *Ainsi la faculté du travail permanent n'est pas proportionnelle à la masse du muscle, mais à la masse du sang circulant.*

Le travail momentané dépend de l'appareil moteur par des rapports musculaires ; et le travail continu, par des rapports veineux.

Le cœur, qui envoie le sang à tous les organes semble en avoir d'abord raisonné l'économie. Deux pulsations des veines de grandeur relativement considérable conduisent à sa substance le sang artériel, dont la vitesse de circulation est plus grande que dans tous les autres organes. Cela résulte de la position originaire de l'artère coronaire au commencement de l'aorte, du peu de chemin que le sang a parcouru, et de l'arrangement des veines du cœur ; celles-ci se répandent dans une embouchure commune en forme de coupe (*ostium vena magna*), immédiatement dans le vestibule droit, et offrent à l'aspiration une grande surface par laquelle le sang du cœur est tiré en vertu d'une action centripète, tandis que le sang veineux des autres organes doit résister à une pression centrifuge.

Si le cœur est excité par les régulateurs de son activité, par les nerfs spinaux, à une action plus intense, alors le muscle recevra de suite la substance nécessaire en plus grande abondance, précisément par cet accroissement de travail ; lorsque l'activité est moindre, la circulation du cœur se ralentit, et cet organe peut encore continuer à s'approvisionner de force chimique, alors que la pulsation du poignet a déjà cessé.

En opposition avec le cœur, appelé à une grande activité, le coussin de graisse ou de viande dont la nature nous a couverts, se distingue par son indolence, un travail journalier très-faible, et la *rareté de ses vaisseaux ;* les muscles des extrémités sont intermédiaires, quant au nombre des vaisseaux et à la capacité de travail ; entre ceux-ci et le cœur, il faut classer les infatigables muscles intercostaux et le diaphragme.

Les muscles deviennent vasculaires par l'usage ; par le repos ils deviennent *blêmes*. Les muscles qui, par occasion, deviennent incapables de service pendant quelque temps, dégénèrent en une masse dépourvue de sang ; la nature poursuit son principe avec une sage économie : qui ne travaille pas ne doit pas se nourrir. La matrice est tantôt incapable de travail par la privation du sang ; tantôt la richesse de sang la rend capable de puissantes contractions. Les parois mêmes des vaisseaux sanguins ont besoin, pour se contracter, d'une alimentation sanguine ; aucun effet mécanique ne peut se produire par la seule élasticité, par conséquent les *ligaments élastiques jaunes* ne peuvent remplir leur but sans contenir du sang actif.

L'oxydation de combustible, qui a lieu partout dans les capillaires du corps, développe de la chaleur. Le muscle au repos se comporte ici comme toute autre partie au repos ; au contraire, le muscle actif dépense du combustible proportionnellement à son effet mécanique. A chaque action musculaire correspond de la chaleur à l'état naissant, *latente*. Si la circulation du sang ou l'action chimique n'augmente pas en même temps, et en raison du travail, la quantité de chaleur sera moindre pendant le travail que pendant le repos.

Si le travail consiste dans l'élévation de 150 livres à un pouce, la chaleur latente est de $5^{cal},53$; si ce travail, comme on l'a admis ci-dessus, résulte de la contraction de 896, 9 gr. de substance musculaire, la perte de chaleur de cette masse de muscle par la même contraction sera $\frac{5,53}{896,9} = \frac{1}{160}$, la capacité calorifique de la chair par rapport à l'eau étant 1.

Dans un travail continu, cette perte de chaleur s'accumule, et devient observable : et ainsi s'explique l'antagonisme déjà signalé, p. 50, de la production de chaleur et de travail.

Douville (l. *Chim. méd.*, VIII, ann. février) a trouvé la température :

Chez un nègre au repos dans sa cabane, 37°,
« « au soleil, 40°, 20
« travaillant au soleil, 39°, 75

Si l'on entreprend un travail violent par un grand froid, on éprouve une impression glaciale dans les parties actives du corps. Le scieur de bois en hiver cède de la chaleur à la scie au commencement de son travail, car sa main gèle à travers son gant, jusqu'à ce que son bras se soit échauffé en *travaillant*. La scie s'échauffe; nous connaissons la source de cette chaleur; c'est une oxydation dans les capillaires des muscles. Un habile forgeron fait rougir le fer à l'aide de son marteau ; cette chaleur est empruntée à son bras. *Rien ne vient de rien.*

La diminution de chaleur serait bien plus sensible et l'activité des muscles en général serait bien restreinte, si l'action chimique n'était accrue aussi bien localement que généralement pendant le travail. La partie du corps forcée se gonfle, et lorsqu'on y ouvre une veine, le sang s'y précipite en masse. Les mouvements respiratoires et circulatoires sont excités par réaction, quand l'organisme produit des effets mécaniques ; à chaque effort la respiration et la réaction du cœur s'activent, et il est facile de comprendre que cette augmentation d'activité est d'autant plus considérable que l'action chimique est plus faible dans l'individu inactif; un travail qui ne coûte que des aspirations modérées chez l'homme fort, peut occasionner chez l'homme faible et maladif une respiration agitée et une circulation qui dégénèrent en suffocations et en palpitations.

Les hommes et les animaux robustes, en produisant de grands effets mécaniques, par exemple en montant vite et quelquefois chargés, finissent aussi par avoir une respiration trop active et des palpitations. La nature est soucieuse de fournir à la créature la substance nécessaire à ses efforts (1). Ignorant le concours des phénomènes chimiques et mécaniques, les physiologistes ne pouvaient éclaircir ce fait simple. *Valentin* dit : « Un homme qui grimpe « une montagne respire plus difficilement, parce « que, pour corriger le changement de position de « son centre de gravité, il doit plier son corps en « avant, et, pour accomplir les mouvements de la « marche, ses muscles respiratoires éprouvent plus « de difficulté. La respiration d'un homme qui court, « saute ou danse, s'active aussi par les mêmes « raisons.»

L'erreur de cette explication est évidente. Dans le repos, la respiration n'est pas activée, même dans les positions les plus gênantes ; et c'est justement en sautant et en dansant, en courant, soit en montant, soit en descendant ou en plaine, ou sur un escalier escarpé, etc., que l'activité des muscles respiratoires

(1) Par suite d'efforts exagérés et continus, l'échange de substance élevé quantitativement peut subir des modifications qualitatives, et devenir une action pathologique. Les phénomènes *septiques* que l'on remarque chez les animaux que l'on a fait courir jusqu'à la mort s'expliquent par là.

ne rencontre pas de difficultés; mais l'accroissement de la quantité d'air introduite, la consommation plus grande d'oxygène, la production plus abondante d'acide carbonique, et un plus grand besoin de combustible, qui est constant pendant le travail ou pendant l'ascension d'une montagne, etc., ne sauraient s'expliquer par l'augmentation de l'*effort*, mise à la place de l'augmentation du *résultat*, dans le mode de respiration du travailleur.

Quand l'action chimique augmente dans l'organisme, il se dégage une plus grande quantité de chaleur libre, la température de la surface du corps s'élève, et il y a transpiration.

Mais les parties les plus actives du corps sont celles qui suent le moins. Des paysannes robustes, dont les mains se mouillent en tricotant, exécutent les pénibles labeurs des champs sans que la peau de leurs bras et de leurs mains devienne humide. *Moïse* faisait déjà allusion à la sueur de la tête qui ne travaille pas, pendant que les membres sont en pleine activité, dans le discours que Dieu adresse à Adam : « Tu gagneras ton pain à la sueur de ton visage. » Un poëte moderne a dit :

La sueur doit tomber de ta face brûlante.

On appelle *Irritabilité* la faculté que possède un tissu vivant de transformer une force chimique en force mécanique.

Pour éclaircir la nature de cette faculté, nous la comparerons avec celle que possèdent certains corps inorganiques, les fluides, de transformer la chaleur en effet mécanique, — faculté qui s'appelle *expansibilité ;* nous rappellerons, pour terminer, quelques-uns des principes relatifs aux rapports de la chaleur avec le mouvement des fluides élastiques ou expansibles.

Introduisons une certaine quantité de chaleur x dans un gaz soumis à une pression constante ; cette quantité de chaleur se divise en deux parties, savoir : l'une y, destinée à élever la température du gaz, et qui reste libre ; l'autre z, qui produit un effet mécanique, et reste dissimulée ou latente. Ainsi

$$x = y + z.$$

Introduisons, dans les capillaires d'un muscle, un agent chimique immédiatement actif, ou bien la quantité de chaleur correspondante x' ; soit y' la chaleur recueillie, et soit z' l'effet mécanique observé, on aura encore :

$$x' = y' + z'.$$

Les forces z et z' ne sont autre chose que les produits respectifs d'une pression ou d'une traction par un chemin parcouru.

La pression dans le gaz, comme dans les muscles, est en raison inverse de l'espace parcouru. Suivant la loi de Mariotte, la pression exercée par un gaz est en raison inverse de son expansion.

Suivant la loi de *Schwann* (1), la force de traction est proportionnelle à l'excès de contraction du muscle. L'élasticité est aux gaz ce que l'irritabilité est aux muscles; ces deux propriétés se rapportent aux métamorphoses des forces données, et leur existence est liée à toutes les forces.

Là où il n'y a rien, toute transformation est impossible; sans chaleur point d'élasticité; sans différence chimique ou sans action chimique, point d'irritabilité.

L'irritabilité est liée à la présence de l'oxygène et du carbone dans les capillaires. La quantité de force

(1) L'effet mécanique z ou z' peut se représenter, dans l'expansion d'un gaz ou dans la contraction du muscle, par le mouvement d'un poids P parcourant une hauteur h; on aura $z = P\,h$.

Mais la pression du gaz ou du muscle n'étant pas constante, la valeur de P diffère en chaque point de la course; ou, réciproquement, à une même valeur de P correspond une valeur différente de h.

Pour avoir une valeur déterminée de P, on rapporte cette pression, non pas à la longueur explicite h, mais seulement à un point de cette longueur, c'est-à-dire que l'on fait $h = o$; le produit z est alors égal à 0.

Pour cette valeur particulière de z, on a $x = y$, et alors on appelle P la *tension statique*, à laquelle se rapportent les lois énoncées ci-dessus.

Dans le muscle on a $x' = y'$ pour $z' = o$, lorsque la provision de sang artériel reste constante dans les capillaires (comme la température dans les gaz); c'est le cas auquel se rapporte la loi de *Schwann*.

physique nécessaire, c'est-à-dire le minimum possible, diffère dans les divers muscles, et cette différence constitue le degré d'irritabilité permanente, ou de ténacité de la vie, chez les divers animaux.

Chez les animaux très-tenaces, les fonctions peuvent être subordonnées à l'introduction d'une faible quantité d'oxygène ; l'acte de la respiration s'interrompt longtemps sans danger, et l'état d'asphyxie ne devient mortel que par degrés insensibles.

Au contraire, chez les animaux peu tenaces, une grande quantité d'oxygène est indispensable au maintien de l'irritabilité des muscles ; l'affaiblissement de l'action chimique conduit rapidement à l'asphyxie et à la mort.

Les muscles de la première catégorie se contractent encore violemment assez longtemps après la mort ; au contraire, les muscles non permanents perdent immédiatement et sans retour leur faculté de travail.

L'appareil moteur des animaux à sang froid est généralement analogue aux gaz ; celui des animaux à sang chaud ressemble aux vapeurs.

La durée de la *contractibilité* des muscles chez un animal tué dépend de deux causes : la première est l'*irritabilité* permanente en elle-même ; la seconde est la présence de l'agent chimique nécessaire. Lorsque cette seconde cause fait défaut, l'irritabilité s'éteint même chez les êtres les plus tenaces ; les moins tenaces peuvent conserver leur irritabilité grâce à un excès de l'agent chimique.

Nous avons dit que la combustion de l'unité de poids de carbone peut élever, à 1 pied de hauteur, un poids 9,670,000 de fois plus considérable, ou à 1 pouce un poids 116 millions de fois plus grand.

La dépense occasionnée par une contraction faible et unique est insensible. Mais la répétition des effets multiplie cette dépense et la rend observable; elle diminue la durée de l'irritabilité en épuisant la provision d'oxygène et de combustible.

Un muscle irritable permanent peut effectuer un travail violent, quand une grande partie du sang capillaire est remplacé par des injections d'eau ; mais la durée de ce travail est moindre que dans un muscle non injecté.

L'introduction de l'air atmosphérique, avec une chaleur modérée pour favoriser l'action chimique, prolonge la durée de l'irritabilité; mais l'irritabilité affaissée s'excite au plus haut degré par l'introduction des oxydants sous le bras; et quand l'irritabilité du cœur menace de s'éteindre par défaut d'agent chimique, on peut y suppléer à l'aide d'une transfusion.

Le calcul a démontré qu'une forte contraction du mollet absorbe pour l'effet mécanique environ $\frac{1}{3}$ de l'oxygène libre capillaire, et $\frac{1}{4200}$ de carbone. Le même rapport s'applique à l'action du cœur. De ces nombres on déduit cette règle pratique que « le principe vivifiant » est contenu dans les globules du sang, et non dans la liqueur sanguine (1).

Chez les reptiles, la durée de l'irritabilité est en moyenne plus grande que chez les poissons ; cependant cela ne suffit pas pour qu'ils aient une plus grande irritabilité permanente, car la durée dépend à la fois de cette permanence et de la masse d'oxygène disponible dans les capillaires.

Le sang artériel et veineux se mélange constamment dans les reptiles; beaucoup de globules parcourent les capillaires du corps sans avoir pris de nouvel oxygène. Il doit s'ensuivre que les globules des reptiles ont pour destination de ne distribuer que peu à peu leur oxygène dans le corps, et qu'ils retiennent cet oxygène en plus grande quantité que les globules des animaux chez lesquels le sang veineux et le sang artériel ne se mélangent pas.

Les reptiles sont, par leurs conditions d'existence, destinés en partie à vivre sans absorber de l'oxygène pendant un certain temps; *ils continuent à former de l'acide carbonique, quoique plongés dans des gaz irrespirables,* tels que l'hydrogène ou l'azote.

L'oxygène pénètre dans les reptiles sous une pression plus forte que dans les poissons ; cela permet de distinguer les globules des uns et des autres, au point de vue physiologique : 1° par une provision plus forte d'oxygène dans les capillaires des organes

(1) Les suites funestes qui résultent d'une infusion même légère de corpuscules étrangers ne s'expliquent pas encore.

respiratoires ; et 2° par une décharge *successive* dans les capillaires du corps.

Plus un globule est grand, plus il prend et retient d'oxygène. Il existe un rapport simple entre les destinations physiologiques des globules et leurs volumes. Leur grandeur importe beaucoup à la durée de l'irritabilité. Les amphibies nus possèdent les plus volumineux globules et la plus durable irritabilité; les amphibies à écailles ont des globules moyens, et leur irritabilité a aussi une durée intermédiaire. Parmi les vertébrés, les poissons possèdent les plus petits globules, et leur irritabilité est la plus fugitive.

Nous avons dit que dans les bonnes machines à vapeur l'effet mécanique équivaut à $\frac{1}{20}$ de la chaleur du combustible, et dans les armes à feu $\frac{1}{10}$: chez les mammifères il vaut $\frac{1}{5}$.

Cherchons maintenant le rapport de la force dépensée par les muscles et l'effet mécanique qu'ils produisent, c'est-à-dire x' étant cette force, et z' l'effet mécanique, quelle est la valeur de $\frac{z'}{x'}$? ou bien, pour abréger le discours, quelle est le quotient mécanique des muscles? Plus ce quotient est grand, plus il s'approche de l'unité, plus le muscle travaille avantageusement ou économiquement.

A défaut de déterminations expérimentales qui rencontreraient des difficultés insurmontables, nous aurons recours aux conjectures et aux probabilités. Cela posé, nous formulons les propositions suivantes :

1) Dans un animal, le quotient mécanique, et le rapport du travail mécanique à la chaleur, sont d'autant moindres que l'action chimique est plus vive, ou qu'il se forme plus d'acide carbonique.

2) Suivant leur analogie avec les fluides élastiques, le quotient mécanique est le plus grand dans les muscles à irritabilité permanente.

Pour les vertébrés, on a les rapports suivants :

La formation de l'acide carbonique est la plus abondante, le quotient mécanique et l'irritabilité permanente sont moindres, par exemple, chez les oiseaux.

A une formation un peu moindre d'acide carbonique correspond un accroissement du quotient mécanique et de l'irritabilité permanente, par exemple chez les mammifères.

A une faible formation d'acide carbonique, un grand quotient mécanique et une grande irritabilité, par exemple chez les reptiles.

Avec la plus faible formation d'acide carbonique existent le plus grand quotient mécanique, et la plus permanente irritabilité, par exemple chez les poissons (1).

(1) Parmi les vertébrés, à grandeur égale, ceux à sang chaud peuvent produire le travail le plus considérable et le plus continu. Les animaux à sang chaud consomment plus de combustible relativement à leur travail ; celui-ci n'est pas obtenu sans

Dans le fœtus, l'action chimique est beaucoup moindre que chez le nouveau-né ; chez le premier les deux espèces de sang ont des couleurs différentes ; avant et après la naissance le cœur et les muscles produisent à peu près la même somme d'effet mécanique.

De sorte que le quotient mécanique est plus grand avant qu'après la naissance. Dès l'entrée dans la vie la permanence de l'irritabilité change tout à coup ; la prognose est tout autre dans l'état axphyxique chez les enfants qui respirent que chez ceux qui ne respirent pas. On peut donc énoncer les propositions suivantes :

1° L'action chimique étant faible, le quotient mécanique et la permanence sont grands, par exemple chez le fœtus ;

2° L'action chimique étant grande, le quotient mécanique et la permanence sont faibles, par exemple chez le nouveau-né.

La comparaison entre l'irritabilité des muscles et l'élasticité des gaz, comme toutes les analogies, de-

sacrifier les considérations économiques. Ceux à sang froid oxydent peu, et s'ils sont richement nourris, ils rejettent beaucoup de combustible soit par le système génital, soit par l'intestin ; ou bien ils engraissent.

Les machines à vapeur peuvent être comparées aux animaux à sang chaud ; elles peuvent produire aussi un grand travail, avec un faible quotient mécanique. Les ingénieurs réussiront-ils à faire des appareils à sang froid, et doués en même temps de grande puissance ? Les considérations physiologiques permettent d'en douter.

vient artificielle et dégénère en paradoxe, si on la poursuit. En effet, les gaz sont dépourvus de forme caractéristique ; les muscles sont organisés, leurs actions dépendent plus ou moins de l'influence des nerfs moteurs, influence spécifique qui n'a rien d'analogue dans les fluides élastiques et que l'on nomme innervation.

L'innervation, l'irritabilité et l'action chimique sont les trois facteurs de l'activité musculaire. La première a son siége anatomique dans le front et l'épine ; la seconde dans le réseau primitif du muscle ; la troisième dans les vaisseaux capillaires.

L'action du muscle, la métamorphose de la force chimique en effet mécanique, est soumise d'une manière mystérieuse à une influence de contact qui, suivant l'expérience, s'ajoute au système nerveux.

Ces appareils du mouvement dépendent *plus ou moins* de cette influence : on les distingue en volontaires et en involontaires. On peut les comparer à une machine à vapeur dont une partie fonctionne dès que la vapeur est engendrée, et dont une autre partie ne se meut que par une intervention préalable du machiniste. Celui-ci n'exerce son influence qu'en dépensant une certaine force, mais cette dépense, mise en regard de l'effort transmis par la machine, est infiniment petite, plus petite que toute fraction donnée de l'action mécanique.

L'influence de l'innervation sur l'activité des muscles est non-seulement possible, mais probable, sans transformation de force physique, sans courant électrique et sans action chimique.

Certains changements dans l'innervation, et dans les actions chimiques, représentent la *fatigue* et l'*épuisement*. En devenant excessif, comparativement à une action physiologico-chimique donnée, le travail engendre un épuisement local ou général. Si les substances nécessaires à l'acte chimique interviennent de nouveau, et s'accumulent après la suspension du travail, la force mécanique peut renaître, et cela arrive même dans un muscle mort.

Le dogme général physiologique d'une dépense d'irritabilité causée par l'activité repose sur une erreur manifeste. L'activité inépuisable des muscles principaux de l'économie animale devrait être regardée comme une exception; or, une loi fondamentale sujette à de si graves exceptions n'a qu'une base fragile.

Tant que l'action chimique continue d'une manière modérée, il n'est pas nécessaire que le travail du muscle se termine. Une tension modérée des muscles chez un homme robuste, avec alimentation suffisante d'oxygène atmosphérique et de combustible hématique, conservera l'irritabilité constante pendant un travail continu.

Le sommeil, dont on ne peut séparer la sensibilité commune, suspend l'inervation et met un terme à la production de tout effet mécanique quelconque. Les muscles et les nerfs ne dorment pas. Les muscles, qui servent à la volonté, peuvent faire des mouvements pendant le plus profond sommeil ; un repas convenable et le repos nécessaire à la sanguification restituent plus de force au sujet épuisé par des efforts corporels, qu'un sommeil paisible à un estomac vide. Les chevaux restaurent leurs forces en restant debout : une bonne nourriture leur vaut plus qu'une douce litière.

Les cétacés continuent à nager durant leur sommeil ; les oiseaux de passage continuent instinctivement leur voyage en dormant, comme les somnambules. Dans toutes les régions lointaines de l'Océan, on rencontre des oiseaux de terre, tels que les hirondelles ; ces animaux parcourent des trajets de plusieurs mille lieues d'une seule traite (1).

L'épuisement arrive lorsqu'aucune réparation ne supplée une dépense prolongée, quand les efforts dépassent l'action chimique dans une proportion qui excède les limites tracées par les lois physiologiques : les effets mécaniques produits sont en excès absolu ou relatif.

Il est vrai que certains efforts peuvent occasionner de la lassitude, sans appartenir à un travail mécanique ; mais alors ces efforts n'ont rien de commun avec l'action chimique ou avec le sang.

Il ne faut pas confondre un effort avec un travail.

(1) Ces oiseaux ne conservent pas au dessus de la mer une direction déterminée, celle du plus court chemin : ils croisent l'air dans tous les sens comme sur les continents.

Le travail est un poids (son propre poids ou un autre) soulevé et transporté ; sa grandeur est le produit de ce poids par la hauteur, ou par le carré de la vitesse. Le travail d'un homme, qui soutient un poids en restant debout sans changer de place pendant des heures, est nul, quels que soient ses efforts. Le même travail, et même un plus grand, peut être accompli par une statue de bois (1).

La fatigue sans travail semble provenir de la pression continue exercée sur les ramifications nerveuses ; la sensation qui s'ensuit ne diffère pas beaucoup de celle d'un membre endormi. Les ouvriers de *Coulomb* se refusèrent à monter et descendre toute une journée, un escalier, sans charge.

L'acte psychique que l'on désigne sous le nom de conscience correspond à une fonction (*somatique*) des nerfs ; ceux-ci avertissent l'homme de ne rien entreprendre contrairement à son but.

Pour tenir un poids libre oscillant, il ne faut se servir ni d'un animal, ni d'une machine à vapeur, mais d'une corde de chanvre. *Suum cuique*.

Pour autant que l'on considère exclusivement le rapport physiologique, la fatigue douloureuse sans production importante d'effet mécanique se distin-

(1) Relativement à la quantité du travail mécanique, on se trompe facilement. Les jongleurs utilisent cette circonstance et savent se donner l'apparence de grands développements de force. Dans les plus grands délires, le développement de force est beaucoup moindre que dans un effort physiologique.

gue de l'épuisement dû à la dépense matérielle, par deux caractères.

Les réseaux nerveux primitifs ne *s'anastomosent* pas entre eux; la lassitude nerveuse reste toujours absolument locale; elle se limite sans exception sur les groupes de muscles réellement éprouvés: tandis que l'épuisement qui n'est pas engendré par un excès momentané de travail rapidement effectué, se répand uniformément sur tout le système musculaire.

Le bras, qui s'abaisse accablé par une extension prolongée, peut encore immédiatement subir une forte flexion, etc.; l'autre bras ne sent pas cette fatigue. Au contraire après une forte promenade les bras sont aussi peu capables, que les pieds, d'un travail prolongé.

En outre, pendant que l'effort sans travail ne donne lieu à aucune dépense relative à un effet mécanique; la lassitude *sans cause*, même au plus haut degré, ne nuit pas à la faculté du travail; le savant qui, contrairement aux règles diététiques est resté debout devant son pupitre durant toute une journée, monte le soir, pour se reposer, sur la montagne voisine.

L'épuisement, dû à une *cause*, arrête la faculté de travail; pour la rétablir, l'introduction d'une substance convenable est nécessaire.

La faim qui suit le travail dépend de la grandeur de l'effet mécanique, et non du degré de l'effort en lui-même; et la dépense d'oxygène qui correspond à cet effet lui est proportionnelle (1).

Outre le sang et les nerfs, il faut encore, dans la fatigue, considérer les rapports de cohésion des parties musculaires fibreuses.

Un trop grand fardeau tend les fibres; les appareils moteurs sont troublés dans leur activité, et ils éprouvent une sorte particulière de fatigue qui ne disparaît pas en peu de temps, ni par le repos ni par la nourriture; cette fatigue se développe même davantage par le repos; et, semblable aux douleurs coxales, elle diminue pendant le mouvement. A cette catégorie appartient le mal intense que l'on éprouve dans le muscle *rectus femoris*, etc., le lendemain d'une course rapide en descendant de hauteurs très-grandes. La déchirure des fibres présente différentes formes de maladies chirurgicales, le déboîtement, l'entorse, etc.

Les différents agents qui s'opposent à l'activité de l'organe moteur sain, se combinent dans les cas particuliers d'une manière très-variable. Ici, comme dans toute action physiologique et pathologique, l'action organologique et chimique, les solides et les liquides, les nerfs et le sang jouent à la fois un rôle; les phénomènes de la vie sont comme une musique admirable, composés de sons divins et de disso-

(1) Quand on fait un violent effort on a l'habitude de retenir la respiration, pour donner aux organes du mouvement un point d'appui dans la poitrine; dans ce cas il n'y a pas encore une dépense nécessaire. Pour fendre du bois ou monter un escalier, on n'essaye pas de retenir son haleine.

nances affreuses ; mais dans le jeu simultané des instruments se trouve l'harmonie, et dans l'harmonie seule *est la vie*.

NOTE

SUR L'UNITÉ DES FORCES

ET SUR

LA DÉFINITION DE L'ÉLECTRICITÉ

PAR L. PÉRARD

I

1. Il n'y a pas bien longtemps, l'électricité était encore un objet de superstition, de préjugé, une puissance ayant pour mission d'effrayer l'homme et de lui imprimer la conviction d'une insurmontable faiblesse. Aujourd'hui presque tout le monde se sert de l'électricité ; tout le monde en parle. La frayeur a disparu, l'admiration seule est restée pour cette puissance qui a valu à la science tant de labeurs et tant de gloire, et à la richesse sociale un si grand accroissement.

Cependant la définition de l'électricité est encore à faire.

Chaque espèce de mouvement sensible possède au moins un caractère qui sert à le distinguer; des faits d'une grande généralité, et d'une netteté parfaite, limitent et définissent la propriété des corps nommée chaleur; pour distinguer celle qui est connue sous le nom de lumière, il suffit d'indiquer le siége exclusif de son accès physiologique. Non-seulement nous chercherions en vain, dans les traités de physique, une définition de l'électricité qui s'approche de cette précision, mais nous n'y trouvons aucune définition quelconque. D'où vient cette lacune?

Que sait-on de cette force désignée sous le nom d'électricité?

Entre autres choses, on sait qu'elle est capable d'enrayer l'action de la pesanteur : lorsqu'on présente sous les extrémités d'un électro-aimant courbé en fer à cheval, et convenablement suspendu, une lourde barre de fer, celle-ci reste attachée aux pôles de l'aimant; mais dès que le courant est interrompu, l'aimant cesse d'exister, la pesanteur dégage la barre et la fait tomber. On sait aussi que le même courant est une source de lumière éclatante, et de chaleur assez intense pour fondre la cendre. Le foyer incandescent s'éteint rapidement après l'interruption du courant. On démontre que le courant électrique est une source de mouvement, au moyen d'un mécanisme analogue à celui des machines à vapeur. On sait enfin, par une foule d'expériences, et par des faits devenus vulgaires, que ce mouvement, cette chaleur, cette lumière, ce magnétisme, peuvent être transmis au loin : il suffit de citer les fusées de Statham, les sonnettes, les horloges, les télégraphes. Cette transmission est si rapide qu'elle permet d'apprécier jusqu'au millième de seconde.

Enfin nous savons encore que ce que nous appelons ici le courant électrique prend sa source dans une action chimique.

2. Dans les expériences qui viennent d'être énumérées, on n'a vu que du mouvement le plus ordinaire, de la chaleur, de la lumière, du magnétisme (attraction de certaines espèces de substances), et une action chimique, qui a paru en être le générateur. Mais où est le phénomène spécifique, c'est-à-dire qui présente un caractère propre à définir l'idée représentée par le mot électricité ?

3. Quoique l'origine de ce mot soit bien connue, rappelons brièvement qu'environ 700 ans avant notre ère, on avait remarqué que l'ambre jaune, étant frotté, acquiert la propriété d'attirer les corps légers qu'on lui présente à une faible distance. Les Grecs en conclurent que l'ambre avait une âme, et s'arrêtèrent à cette conséquence. Plus tard, des grands hommes, tels que César, Tite-Live, Pline le Jeune, regardèrent comme des présages de la faveur ou de la colère céleste, certains phénomènes lumineux précurseurs ou contemporains des orages, et se contentèrent aussi de cette explication. Ils étaient loin de se douter que ces feux, et les mouvements

excités par le succin frotté, devaient plus tard être rapportés à la même cause, et être considérés comme des signes d'une même propriété de la matière.

Le médecin anglais Gilbert, au commencement du dix-septième siècle, démontra que beaucoup de substances jouissent de la même propriété que l'ambre; il fit l'importante découverte des corps conducteurs et des isolants. Il réunit tout ce qu'il connaissait en un corps de doctrine, auquel il donna un nom dérivé du mot grec qui sert à désigner l'ambre : électricité. La courte histoire de ce nom, mise en présence de la grande variété des faits connus, suffit pour prouver combien il serait peu propre à les rappeler et à les grouper, si sa première signification n'était pas considérablement modifiée.

4. Le mot capillarité est tout aussi peu propre à rappeler les conditions d'équilibre des liquides dans le voisinage des solides; cependant le nom de capillarité est resté, détourné simplement de sa signification originelle. Rien ne s'oppose donc à conserver le même mot électricité, et à concevoir qu'un corps électrisé n'est autre chose qu'un corps qui se comporte comme le succin? Sans doute ; mais tous les corps se comportent comme le succin. Loin de nous l'imprudente pensée de vouloir changer la terminologie de la science, quelque peu parfaite qu'elle soit; mais il est bien permis de désirer, pour l'électricité, une définition nette, comme celle dont jouis-

sent aujourd'hui les mots capillarité, chaleur, lumière, magnétisme, mouvement, etc.

5. Si nous interrogeons l'histoire des phénomènes eux-mêmes, groupés sous ce nom d'électricité, nous voyons l'invention et le perfectionnement des machines électriques, et la découverte du condensateur, faire apparaître des effets inattendus qui provoquent plus que de l'étonnement chez la plupart, et chez quelques-uns une nouvelle curiosité. Peut-être est-ce sous l'empire d'une certaine terreur que l'on ose ensuite comparer les nouveaux faits aux bruyantes commotions de l'atmosphère ; il se trouve du reste des audacieux qui, vers le milieu du dix-huitième siècle, impriment à cette conjecture le sceau de l'expérience, et décident que la foudre est, non pas du mouvement, du feu, de la lumière, mais de l'électricité, ou du fluide électrique, ou encore de la *matière électrique* (1). Ainsi, après avoir, pendant des siècles, considéré les orages comme l'expression d'une force surnaturelle, on se familiarise avec eux, et l'on s'avise de n'y plus voir qu'une propriété succinique.... électrique, voulons-nous dire. Dans l'opinion des savants, cette propriété reste spéciale et distincte des forces nommées calorique et lumière, sans toutefois que l'on songe à déterminer cette distinction. Plus tard, on lui trouvera avec ces forces les plus grandes analogies ; peu à peu ces analogies

(1) Voir : *Instruction sur les Paratonnerres*, publiée en 1823 par ordre du Ministre de l'Intérieur. Partie théorique.

se fortifieront et s'étendront; les métamorphoses s'éclairciront, et l'on arrivera — on est arrivé — à déclarer que toutes les forces de la matière depuis l'attraction jusqu'à.... l'électricité, peuvent se changer les unes dans les autres, et ne sont que des variétés du mouvement.

De déblai en déblai, la route se fraye, l'horizon se déploie; il devient plus facile (et malheureusement moins glorieux) de comprendre les symphonies de la nature et d'en saluer la majestueuse unité.

II

6. Oui, la force est une, et elle est impérissable. Toute force qui semble détruite renaît toujours quelque part sous forme d'effet. Cet effet reste la manifestation de la force, son véhicule, son moyen de transport et de métamorphose nouvelle. Ainsi la pesanteur est une cause de mouvement : détruisez celui-ci, vous retrouverez encore un mouvement simple ou complexe, mais équivalent, ou bien de la chaleur; le refroidissement est compensé par l'échauffement d'un ou de plusieurs corps, ou bien par la restitution du mouvement primitif, ou enfin par la naissance de quelque action chimique, laquelle peut devenir à son tour source de chaleur, de lumière, ou de réaction chimique. Et, de même qu'un mouvement peut se décomposer en plusieurs mouvements, il peut se transformer en une somme complexe d'ef-

fets variés : ainsi une action chimique se restitue sous forme d'action chimique, et de chaleur, et de lumière, et de phénomènes magnétiques, et de vibrations sonores, et de mouvement sensible.

« L'effet est égal à la cause, écrivait, il y a plus de « vingt-cinq ans, le docteur Mayer. — L'effet de la « force est encore une force. L'invariabilité quanti- « tative de tout ce qui existe est une loi supérieure « de la nature, qui se vérifie pour la force aussi bien « que pour la matière.... Il n'y a en réalité qu'une « seule force (1). »

Cette force universelle peut affecter tantôt l'un, tantôt l'autre de nos sens, ou bien plusieurs à la fois : la diversité de nos sensations correspond à la diversité de forme de la force, ou plutôt du mouvement. Mais quelles sont les formes distinctes de la force ?

7. Cette question nous ramène à celle-ci : « Existe-t-il un phénomène spécifique présentant un caractère propre à définir l'idée représentée par le mot électricité, et à justifier ce mot ?

Pour y répondre, il est nécessaire de faire une revue rapide des principaux phénomènes dits électriques ; il faut chercher dans cette grande variété de phénomènes, s'il en existe un qui exige un nom spécial pour être distingué des autres. Si nous ne parvenons pas à découvrir ce phénomène caractéristique, pouvons-nous continuer à dire que l'électricité est une forme distincte de la force ou du mou-

(1) *Le Mouvement organique et la Nutrition*, page 6.

vement, et la mettre au nombre des forces qui se transforment les unes dans les autres? L'énumération des forces capables d'entrer dans ces échanges, ne doit-elle pas se réduire aux seules forces douées de signes individuels, qui ne permettent pas de les confondre entre elles, savoir : les forces attractives, les actions chimiques, le magnétisme, la chaleur, la lumière ?

Le mot électricité, qui rappelle une humble particularité, est-il susceptible d'une définition nette, conforme aux faits ? Ou bien doit-il céder la place à un autre mot, rationnellement construit pour exprimer la synthèse de toutes les propriétés de la matière, connues déjà sous les noms d'attractions physiques et chimiques, de chaleur, de lumière, de mouvement sensible ?

8. Nous lisons dans un des meilleurs cours de physique récemment publiés : « Après avoir reconnu et analysé les effets mécaniques que les corps « exercent dans leur état naturel et sous l'influence « de leurs actions mutuelles, nous arrivons à com- « mencer l'étude de certaines *propriétés spéciales* « que la matière peut prendre ou perdre sans *se* « *modifier entièrement*, et dont la cause paraît rési- « der dans un *principe nouveau* (1). »

De là l'auteur passe, comme tous les traités de physique qui l'ont précédé, à l'exposé des mouve-

(1) Jamin, *Cours de Phys. de l'École Polytechnique*, t. Ier, p. 342. — Id., 1858.

ments attractifs et répulsifs des corps légers, provoqués par le verre, le soufre, la gomme laque, etc., frottés avec de la laine.

Que nous montrent ces expériences classiques? Du mouvement le plus ordinaire.

Mais, dit-on, la matière n'a pas été modifiée! Est-ce bien sérieusement là ce qui peut servir à distinguer ce mouvement de tout autre mouvement, de celui que provoque la pesanteur, par exemple? S'il est vrai, d'un côté, qu'en élevant un corps, même très-haut, on ne le modifie pas; n'est-il pas vrai, d'autre part, qu'en le frottant même très-peu, on en altère très-réellement au moins la surface? La contradiction est palpable; et sur cette contradiction, depuis plus de trois siècles, on continue à fonder la démonstration d'un *principe nouveau.*

Et c'est sur ce phénomène bien simple, encore si fugitif et si isolé, que l'on étaye la conclusion suivante : « *En considérant ces manifestations dans leur ensemble* » (il ne s'agit encore que de l'attraction et de la répulsion des corps légers), « *on est amené à* « *une première remarque* GÉNÉRALE ; *c'est que les corps* « *ont acquis ici des propriétés* QUI NE RESSEMBLENT « EN RIEN A CELLES QUI ONT ÉTÉ ÉTUDIÉES : (je cherche vainement la différence) ; — « *ils les gagnent* « *par le frottement, ils les perdent par le contact* « *avec nos organes ou avec d'autres objets naturels ;* « *et pendant qu'ils les possèdent,* ILS AFFECTENT UN « MODE PARTICULIER D'EXISTENCE (lequel ?) : — *on*

« *dit qu'ils sont alors électrisés, et l'on nomme électricité la cause qui développe ces phénomènes* (1). »

En effet cela se dit, et dans tous les traités de physique générale, et dans tous les traités spéciaux d'électricité ; si nous avons puisé les précédentes citations dans un cours actuellement professé par une des autorités scientifiques les plus légitimes de notre temps, c'est pour montrer, sous une date certaine, l'idée persistante, que nous entreprenons de discuter, de considérer l'électricité comme un mode particulier de l'existence des corps, comme un principe nouveau.

9. Envisageons maintenant les mêmes phénomènes sur une échelle un peu plus grande, au moyen de la machine de Nairne. Pour abréger le discours, adoptons les termes traditionnels : appelons conducteur positif, le tube de cuivre qui correspond au cylindre de verre ; et conducteur négatif, celui qui correspond au coussin de crin ; seulement ne nous servons de ces mots que pour distinguer l'une de l'autre deux pièces qui se ressemblent, comme les adjectifs droite et gauche servent à distinguer nos deux mains, dans le langage habituel.

Pendant que l'on fait tourner le cylindre, si l'on approche d'un quelconque des conducteurs un pendule de moelle de sureau, il est attiré ; si ce pendule vient à toucher le même conducteur, il en est aussitôt vivement repoussé.

Il n'y a point là de phénomène nouveau, ne

(1) Jamin, *ouvrage cité*, p. 343.

ressemblant en rien à ceux que nous connaissons, mais du mouvement sensible, comme ceux que provoque l'aimant. Et d'où naît ce mouvement ? Contrairement à ce qui se dit, plutôt par habitude que par conviction, ce mouvement est semblable à tout autre mouvement ; il correspond à une modification physique bien réelle de la surface des corps frottés ; enfin ce mouvement est né du mouvement ; car on a dépensé un certain effort pour entraîner le cylindre, et l'on a produit de la chaleur, mouvement imperceptible qui s'est communiqué de proche en proche, et rapidement sur les tubes métalliques, très-excitables, et nommés pour cela bons conducteurs.

De là enfin ces mouvements se sont transmis aux corps environnants ; cette propagation est visible si ces corps ont peu de masse, invisible dans le cas contraire ; et l'on sait d'ailleurs, par des expériences spéciales, que cette propagation affecte l'air ambiant aussi bien que tous les autres corps voisins des conducteurs.

Le mouvement que nous nommons électrique, — quoique en vérité il n'y ait pas d'ambre dans cette expérience, — a pour cause du mouvement. Dans l'expérience dont il s'agit, le mouvement dépensé s'est reproduit sous forme de mouvement. Il n'y a donc pas besoin de nouveau terme : « le mouvement meut, » dit fort exactement le docteur Mayer.

10. Mais jusqu'ici nous n'avons pas encore parlé de cette circonstance que si la main, ou d'autres objets,

était appuyée sur l'un des conducteurs, il resterait inactif. Serait-ce là le mode particulier d'existence qui fait que les mouvements constatés ne ressemblent en rien aux propriétés précédemment observées, et qui nécessite le nom distinctif d'électricité?

Si, l'air étant bien sec, on fait tourner le cylindre sous une forte pression, et assez longtemps, et que l'on touche ensuite le cylindre ou le coussin, on ressent une impression de chaleur, plus ou moins vive suivant la durée du frottement ou la pression. Cette chaleur est une autre traduction, une autre métamorphose du mouvement primitif. En effet, notre main enlève cette chaleur et la distribue elle-même aux corps environnants, et notamment à l'air.

En est-il autrement, si l'air n'est pas sec? La chaleur que nous venons de signaler disparaît plus promptement dans l'air humide, meilleur conducteur de la chaleur que l'air sec; mais son existence n'est pas moins réelle. Donc le mouvement meut... ou échauffe : inutile d'insister sur le fait de la production de chaleur par le frottement.

11. Le mouvement meut ou échauffe; et réciproquement, la chaleur échauffe ou meut. En effet, est-il bien nécessaire, comme cela se pratique invariablement, dans toute première leçon sur l'électricité, de frotter vigoureusement sur un morceau de laine, une tige de verre, un bâton de cire, ou un tube de porcelaine? Nullement : présentez à un bon feu, et pendant quelque temps, une extrémité de la tige de

verre ou du tube de porcelaine; saisissez-le par l'autre extrémité et approchez-le de l'électroscope à feuilles d'or. Celles-ci divergent sensiblement. Voilà une expérience suggérée tout naturellement par les idées régnantes d'aujourd'hui, et qui parle assez haut, malgré sa simplicité; la chaleur, mouvement intime, est une cause de mouvement sensible.

12. Mais un autre phénomène accompagne souvent ceux que nous venons d'étudier. Rapprochons les deux articulations des conducteurs, et faisons tourner le cylindre de verre contre le coussin. Voici une explosion, du bruit, de la lumière; mais en définitive, rien de nouveau, rien qui n'ait déjà un nom. Quel est donc ici le caractère spécial qui nous permettra de définir cette force nouvelle, ou ce principe nouveau, nommé électrique?

Le mouvement calorifique communiqué aux conducteurs, s'est propagé sous forme de vibration sonore et de vibration lumineuse à la fois. D'ailleurs les faits subséquents mettent hors de doute l'existence du mouvement moléculaire qui échappe à la mesure directe. D'abord, la forme et la couleur de l'étincelle varient suivant la nature des conducteurs. Ensuite, pour qu'il y ait une si vive lumière, dans les autres circonstances, que l'on ne considère pas comme électriques, il faut que des particules de corps solide soient rendues incandescentes par une forte chaleur : or cet échauffement existe, puisque la décharge peut enflammer des substances combustibles, comme l'éther, la poudre, etc.; elle échauffe, fond, volatilise les métaux. Quant aux particules incandescentes, elles existent également; elles traversent l'espace qui sépare les conducteurs, puisque des parcelles de l'un sont arrachées et transportées sur l'autre. Ces particules solides, en suspension dans l'air, et fortement échauffées par le mouvement, suffisent déjà pour expliquer la présence et la forme de l'étincelle. Enfin la décharge *disruptive*, comme dit Faraday, perce le verre, brise le bois, en un mot fait éclater les corps mauvais conducteurs, ou peu excitables.

Donc le mouvement imprimé à la manivelle, ensuite le mouvement moléculaire des corps frottés, s'est propagé sans interruption par les conducteurs; et ses manifestations, à l'extérieur de ceux-ci, n'ont aucune forme nouvelle, réclamant un nom particulier,

13. Dans l'air humide l'explosion eût été moins forte, ou nulle; parce que le travail moléculaire de l'eau eût absorbé toute la force disponible à mesure de sa production. En tout cas, la force dépensée sur la manivelle est intégralement restituée, soit sous la même forme, soit sous une autre, soit sous plusieurs autres; et jusqu'à présent rien n'est apparu, qui n'ait déjà un nom, et qui en justifie un autre.

14. Tous les corps ne transmettent pas le mouvement aussi facilement que nos conducteurs de métal; le mouvement, dans quelques-uns, se conserve aux points mêmes qui ont reçu l'impulsion immé-

diate, ou bien ne se propage qu'avec une grande lenteur. Ces corps, par opposition aux premiers, nommés bons conducteurs, s'appellent isolants : l'air humide est classé parmi les premiers, l'air sec parmi les derniers.

Les corps isolants conservent la force; ils en sont les réservoirs, comme les grandes masses adaptées aux machines, sous le nom de volants, sont des réservoirs de travail; comme les grandes masses d'eau emmagasinent la chaleur. Cette analogie ressort évidemment des belles expériences de Faraday, sur l'influence de la substance isolatrice dans les condensateurs.

15. La forme des corps a également une influence notable sur l'orientation des efforts transmis. Dans les corps sphériques, homogènes, les forces se répartissent uniformément. Mais si l'on fixe à la surface d'une sphère conductrice, un appendice allongé de même nature, dont l'axe forme le prolongement d'un rayon, aussitôt le mouvement se propage et s'active dans la direction de cet axe; c'est là ce que nous désignons sous le nom de pouvoir des pointes. On conçoit que la propagation soit d'autant plus facile que les molécules à exciter sont moins nombreuses. Mais cela ne constitue ni une nouvelle force, ni une nouvelle forme des forces déjà connues sous des noms autres que celui d'électricité.

16. Si l'homme s'interpose lui-même comme véhicule de la transmission des efforts, il devient le

siége de ces mouvements, imperceptibles à l'extérieur; il les perçoit clairement. La commotion, ou mouvement vibratoire des muscles et des cellules nerveuses, est quelquefois assez violente pour compromettre la santé et même la vie.

17. Enfin, en décomposant l'eau à l'aide de la machine électrique, Wollaston a démontré que la force, née du mouvement, et qui se montre le plus fréquemment sous la forme du mouvement sensible, ou sonore, ou calorifique et lumineux, peut aussi se transformer en activité chimique de dissociation; de même que les expériences eudiométriques l'avaient présentée déjà se restituant en activité chimique d'associaton.

III

18. Il existe d'autres modes de génération électrique. La chaleur, par exemple : nous l'avons déjà introduite par l'expérience citée n° 11.

Le changement de température d'un corps est une altération de son équilibre actuel. Toute variation du mouvement calorifique est un agent considérable, tant chimique que physique : soit qu'elle renforce ce qu'on appelle les affinités, et les mette à même de vaincre des forces opposées, soit qu'elle détruise au contraire des affinités, ou modifie la cohésion, etc. L'équilibre troublé ne se rétablit jamais autrement que par une modification correspondante de l'état d'équilibre des milieux voisins, et la sensibilité de l'effet est en sens inverse de la grandeur des masses excitées.

19. Si l'on évapore de l'eau salée avec un peu d'activité, l'eau et la vapeur agissent, comme l'a montré Pouillet, sur les feuilles de l'électroscope.

Si la quantité de vapeur est considérable, la dépense du mouvement calorifique sera récupérée par de grandes explosions, comme celles qui agitent notre océan aérien, accompagnées de lumières éblouissantes, de chaleurs incendiaires, de commotions mortelles, d'effets mécaniques imposants.

Quant à l'eau, en contact avec le sol, elle partage, avec la masse relativement infinie du globe, son mouvement calorifique; ce mouvement se trouve divisé en une somme indéfinie de mouvements imperceptibles ou infiniment petits, uniformément disséminés dans les plaines, orientés et plus concentrés sur les aspérités; ce dernier cas est le plus favorable à latransmission, ou à la reconstitution de son équilibre et de celui de l'air.

20. Nous ne mentionnerons que pour mémoire les courants thermo-électriques, toutes leurs manifestations sont identiques à celles des courants chimiques que nous allons examiner. Seulement la chaleur est ici cause; elle se transmet et se restitue sous toutes les formes déjà connues : mouvements ordinaires, chaleur, lumière, aimantation même et

effets chimiques. Toutes les variétés du mouvement sont corrélatives.

21. La discussion est terminée depuis longtemps, sur la question de savoir si le simple contact de deux corps hétérogènes peut, comme le soutenait Volta, donner lieu à des manifestations extérieures dites électriques. La théorie du contact ne résiste pas à l'objection suivante de Faraday : deux vases contenant du sulfure de potassium, sont réunis à un galvanomètre par deux fils de platine ; ces deux vases sont, en outre, réunis entre eux par deux autres fils, l'un de platine, l'autre de fer, terminés par deux plaques. Si ces dernières se touchent, le circuit présente un contact de deux métaux différents, et il n'y a pas d'action sur le galvanomètre. Si, au contraire, on interpose entre les lames de fer et de platine un morceau d'étoffe imbibé d'acide, le contact métallique est supprimé, et devrait supprimer le courant. C'est justement l'inverse qui a lieu.

Un grand nombre d'autres expériences concourent à la même conclusion ; mais la démonstration que nous venons de citer suffit pour mettre fin au débat entre la théorie du contact et la théorie chimique de la pile, et pour bannir sans retour l'idée que les phénomènes dits électriques se distinguent des autres parce qu'ils se produisent sans modification des corps qui en sont le siége.

22. Lorsque deux corps différents sont mis en présence l'un de l'autre, et que les forces attractives

ou répulsives, qui naissent de ce rapprochement, sont capables de modifier l'effet des forces analogues propres aux molécules de chacun de ces corps, un changement s'opère dans leur état d'équilibre.

Une réaction chimique est toujours accompagnée d'un phénomène calorifique, et souvent d'étincelles, c'est-à-dire de lumière. Pourquoi ces étincelles prennent-elles l'épithète *électriques?* Quelle est l'idée, quel est le fait distinctif qui réclame cet adjectif? Certes on n'a pas eu l'intention d'enrichir le langage en faisant du mot électricité un synonyme de lumière?

La lumière dite de Drummond, celle du magnésium, n'ont pas été nommées lumières électriques, et pourquoi? Ces brillantes illuminations accompagnent une action chimique, comme toutes nos lumières artificielles ; rien de particulier ne distingue la lumière dite électrique. Et certes il n'est pas permis de se fonder ici, pour justifier ce nom, sur l'absence de modification intime de la matière. S'il faut un nom particulier, pour désigner la magnifique lumière due à la propagation du mouvement moléculaire excitée par les actions chimiques, appelons-la lumière voltaïque, mais que ce soit uniquement pour honorer le souvenir de celui qui a découvert la pile.

23. Lorsque l'action chimique est abandonnée à elle-même, les mouvements moléculaires qu'elle fait naître sont vite épuisés par tout ce qui confine

à son siége, comme tout corps qui tombe, épuise son mouvement par son choc contre la masse infinie de la terre.

Mais si l'on offre à ces mouvements une voie de propagation plus facile, et si l'on oriente cette propagation dans des substances choisies parmi les plus excitables, les plus conductrices; si, de plus, la cause de ces mouvements est persistante, alors la propagation est continue : c'est un courant, analogue au courant sonore, au courant de chaleur; son énergie est d'autant plus sensible que l'orientation est rendue plus aisée, tant par la nature que par les dimensions des électrodes; la nature des électrodes est d'ailleurs accusée par les raies du spectre voltaïque.

La commotion moléculaire, née de la perturbation chimique, s'est propagée de point en point dans les conducteurs, puisqu'elle emporte des traces de ceux-ci jusque dans sa métamorphose en lumière.

24. Enfin voudrait-on considérer les phénomènes dans lesquels on aperçoit, outre l'orientation des forces, leur polarité, comme suffisamment caractéristiques pour distinguer l'électricité des autres forces? Mais précisément, par suite de cette polarité, on n'a pas hésité à rapprocher ces phénomènes de ceux du magnétisme, à admettre entre eux une communauté très-grande, justifiée par d'autres faits, tels que ceux qui sont désignés sous le nom d'électro-magnétiques.

Eh ! n'avons-nous pas également des phénomènes électro-lumineux, des phénomènes thermo-électriques ou électro-calorifiques? La communauté admise entre le magnétisme et l'électricité, existe avec tous les mêmes titres, entre l'électricité et toutes les autres forces, entre celles-ci et le magnétisme. L'action exercée par un courant sur l'aiguille aimantée est identique, quelle que soit l'origine de ce courant : une pile chimique, ou une pile thermique.

Un corps magnétique en mouvement engendre des courants qui jouissent de toutes les mêmes propriétés que les courants chimiques ou thermiques, savoir : action sur l'aiguille aimantée, aimantation, étincelles, actions chimiques, rotations, etc., etc.

Des phénomènes d'influence ou d'induction se retrouvent aussi parmi ceux de la chaleur, de la lumière, du magnétisme. Un corps naturellement obscur devient lumineux par induction, dans le voisinage d'une source de lumière; suivant Hansteen, un corps quelconque, convenablement orienté à la surface de la terre, peut devenir magnétique, etc.

25. Que faut-il conclure de cet examen rapide ?

La force que nous appelons habituellement électricité, n'a point de forme spéciale; c'est une sorte de synthèse ou de PROTÉE de toutes les autres forces physiques ou chimiques déjà connues et dénommées. Dans tout phénomène, nommé électrique, on observe une dépense de force déjà connue et suffisamment désignée : mouvement sensible, chaleur, magnétisme, action chimique. Cette force se transmet rapidement par certains corps, bons conducteurs, ou se transmet lentement, et s'approvisionne dans certains autres corps appelés mauvais conducteurs, véritables *réservoirs de force*. Cette transmission ou *circulation*, rapide ou lente, restitue toujours l'équivalent de la force dépensée. La restitution, toujours complète, a lieu sous une ou plusieurs formes de forces, déjà connues et suffisamment désignées : mouvement, chaleur, magnétisme, action chimique : la somme des forces restituées est égale à la somme des forces dépensées.

On pourrait donc dire, semble-t-il, d'après ce qui précède : que l'électricité est par excellence un état de CIRCULATION et de transformation des forces; c'est la propriété que possède la matière, de propager en quantité équivalente, avec ou sans transformations qualitatives, les forces mécaniques, physiques ou chimiques.

FIN

CORBEIL. — TYP. ET STÉR. DE CRÉTÉ FILS.

Corbeil. — Typ. et stér. de Crété fils.

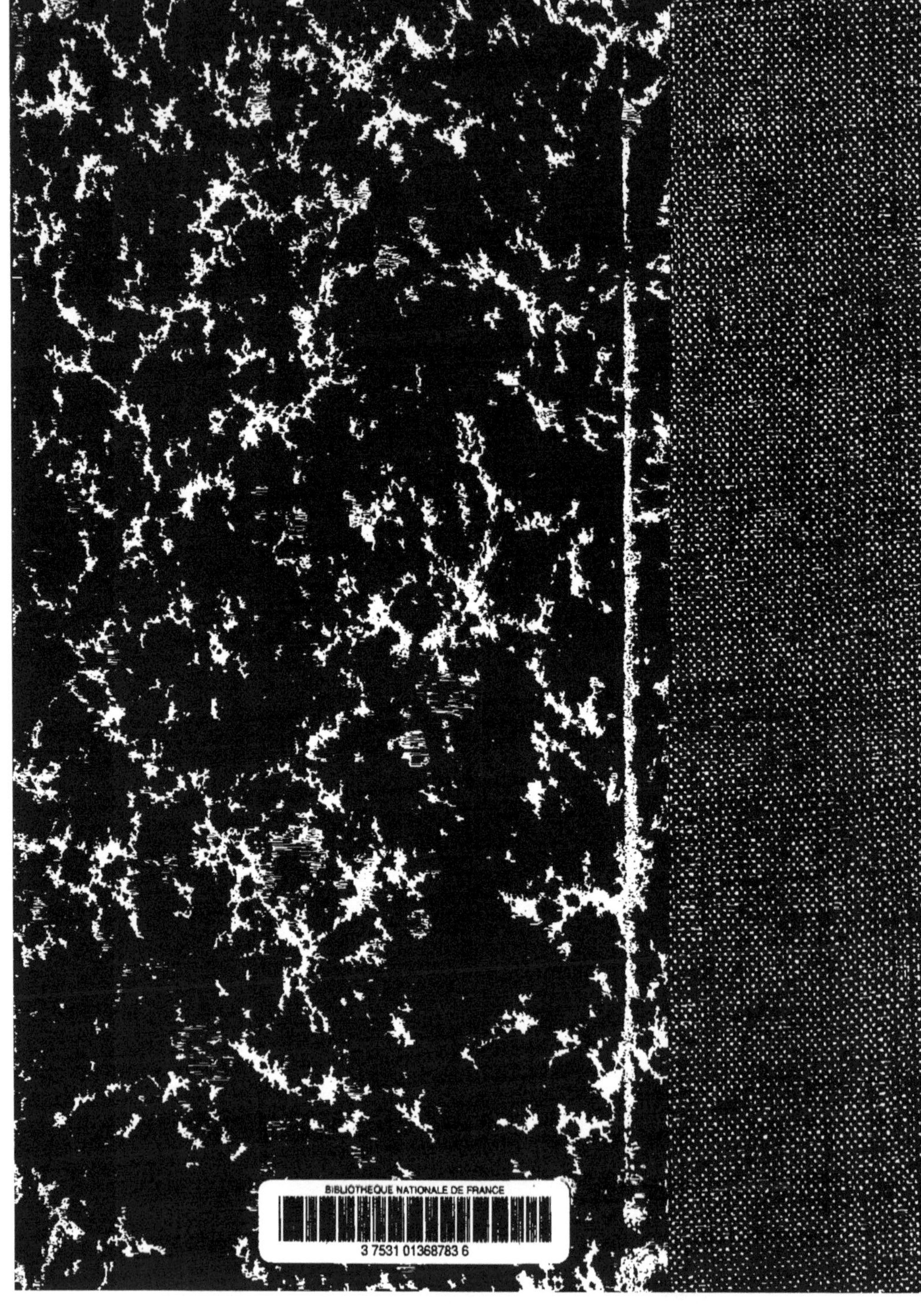

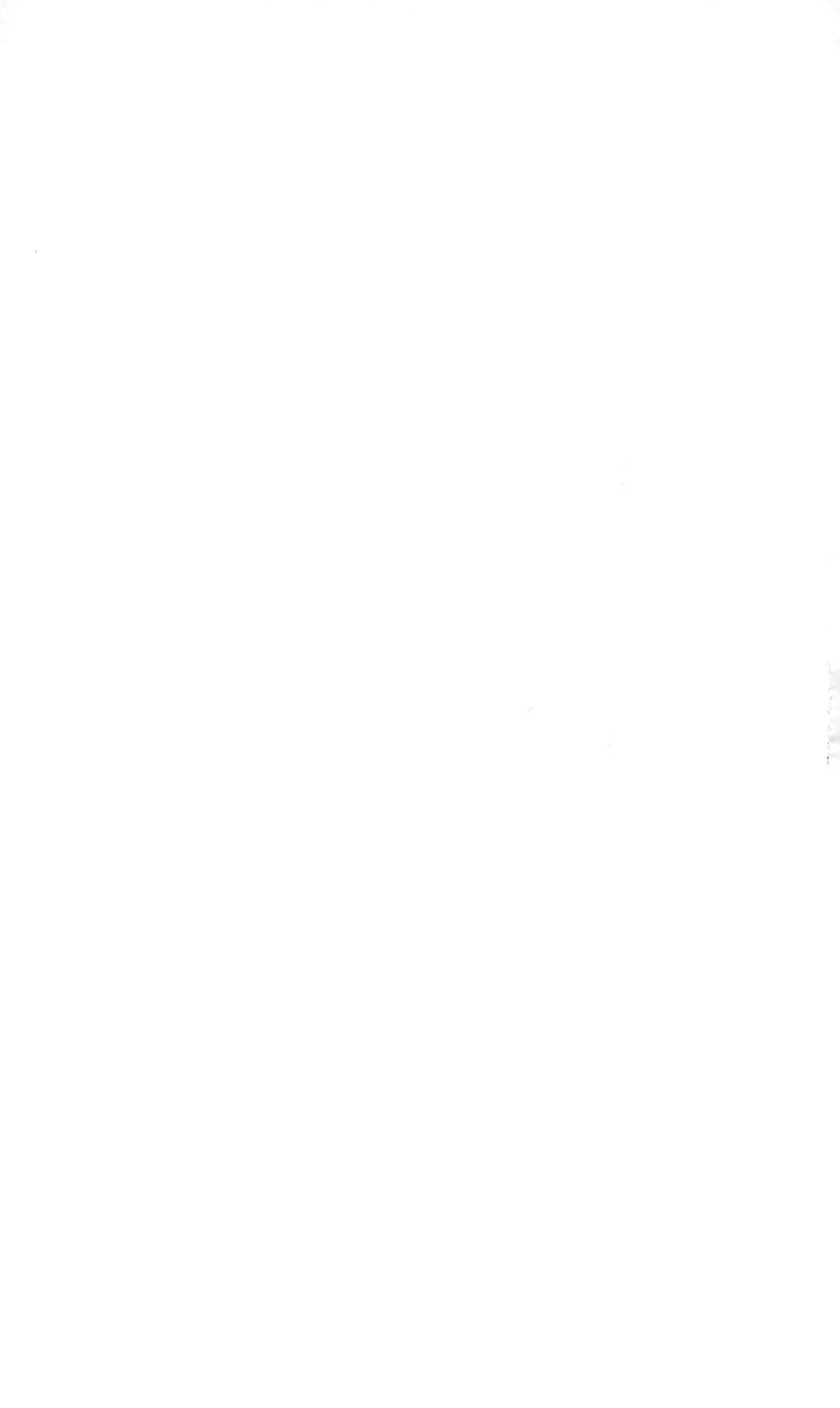

www.ingramcontent.com/pod-product-compliance
Ingram Content Group UK Ltd.
Pitfield, Milton Keynes, MK11 3LW, UK
UKHW020144200726
13856UKWH00003B/831

9 782011 75554